건강을 지키는 경혈요법
하루 3분!
경혈운동요법

# Bye Bye 통증



저자 한의학박사
여 영 만

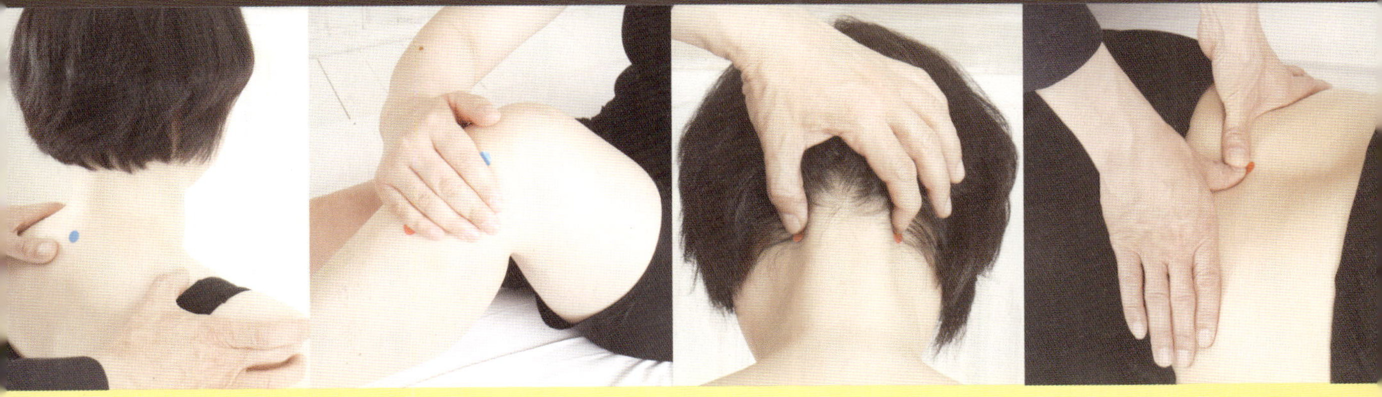

현대인들의 가장 흔한 20개의 통증질환

## “이젠 통증도, 셀프치료 시대”

쉽게 배울 수 있고, 바로 따라 할 수 있으며
즉시 통증이 사라지는 놀라운 효과!

도서출판 정담
world medicine

**저자 여 영 만**

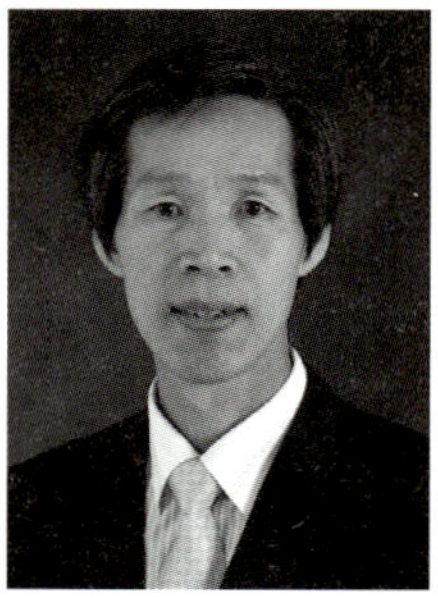

- 한의학 박사 / 원광대학교 한의학전문대학원
- 우석대학교 실버복지학과 외래교수
- 우석대학교 평생교육원 교수
- 대한예방한의학회 회원
- 전주시자원봉사연합회 이사
- 전주시경혈봉사단 회장
- NHT 자연치유요법 원장
- 자가통증치유 88경혈요법 저자

# 저자 서문

우리 민족의 전통의술인 침술은 이미 세계 보건기구(WHO)에서 그 우수성을 인정한 세계적 의술이다. 그동안 침술은 전문 의료인을 중심으로 발전해왔기에 일반 국민이 배우고 활용하기에는 어려움이 많았다.

《Bye Bye 통증》의 경혈운동요법은 질병과 통증에 따라 병원이나 한의원에서 치료를 받지 않더라도, 지금까지 경험하지 못했던 만족할 수 있는 치유효과가 나타나는 놀라운 요법이다. 특히,

1. 가정과 직장, 야외 등 어디서나 자가치유가 가능하며, 통증부위에 따라 가족이나 주위 사람의 간단한 도움만 있으면 장소에 구애 받지 않고 자가치유요법을 행할 수 있다.
2. 의학 및 한의학에 지식이 없는 일반인도 쉽게 배울 수 있도록 사진에 좌표를 그렸고, 해부도에 혈점을 표시하여 쉽게 알 수 있도록 하였다.
3. 무엇보다도 각종 통증 치료법에 비해 통증 치유 효과가 월등히 우수하다. 경혈운동요법은 급성질환은 물론 만성질환도 즉시 통증이 완화되며 지속적인 효과가 나타난다.
4. 《Bye Bye 통증》의 경혈운동요법은 저자가 개발한 최초의 요법으로 수많은 임상을 통해 치유효과를 검증하였다. 이 요법은 침, 뜸, 카이로프랙틱, 마사지 등 각종 수기요법에서 볼 수 없는 독특한 치유효과가 나타난다.

《Bye Bye 통증》은 현대인들이 가장 흔하게 겪고 있는 통증 질환 20가지를 선별하여 가정에서 책을 보고 통증을 해소할 수 있도록 하였다. 누구나 이 책을 보고 혈자리 잡는 법을 쉽게 활용할 수 있도록 내용을 세분하였다.

또한 이 책을 처음 보는 사람도 오장의 상태 및 통증의 원인이 인체의 어느 부위에서 발생하였는지를 진단할 수 있도록 서술하여 일반인의 의술에 대한 수준이 높아지도록 하였다.

《Bye Bye 통증》을 통해 가정이나 직장 및 사회에서 통증과 질병을 쉽게 치유할 수 있도록 나의 모든 정열을 다하여 본 요법을 보급할 것이다. 이 책 발간에 각별히 관심을 가져준 도서출판 정담 김정찬 대표와 아름다운 책으로 꾸며준 김세나 님께 감사한다.

2014. 09. 10

한의학 박사 여 영 만

# 목 차

## Ⅰ. 개요



## Ⅱ 경락(經絡) 및 경혈(經穴)



## Ⅲ 질환별 적용법

# I 개요

## 탄생배경

- 《Bye Bye 통증》 이 책의 핵심내용은 선대에서부터 내려오는 우리 고유의 의학인 한의학의 혈자리(경혈)에 현대의학의 운동요법을 병행하여 치료 효과를 극대화하는 방법이다.

- 사람들은 가정과 직장 및 사회생활을 하면서 목, 어깨, 허리와 관련된 근골격계질환과 복통, 두통, 생리통 등 각종 질환으로 많은 어려움을 겪고 있다. 급성으로 나타나는 질환을 일상생활 속에서 해결할 수 있는 방법이 어떤 것이있을까라는 생각으로 경혈에 운동요법을 병행하는 연구를 하게 되었으며 임상을 통해 검증하고 이를 《Bye Bye 통증》으로 출판하게 되었다.

  따라서 《Bye Bye 통증》의 내용을 활용하면 의학에 전문적인 지식이 없는 사람들도 자신과 주변사람들의 질병을 쉽게 진단하고 치료할 수가 있다.

- 그동안에 혈자리(경혈)에 관한 대부분의 책은 경락이론에 근거한 경혈만을 활용하고 있어 효과가 한정되어 있었으나 혈자리(경혈)에 운동요법을 병행함으로서 치료 효과를 두 배 이상 증대시키게 되었다.

## 어떻게 치료하는가?

- 인체에는 361개의 경혈과 다수의 경외기혈, 신혈 및 아시혈로 구성되어 있다. 목이나 어깨가 아픈 경우에 목 · 어깨 통증에 제일 효과가 뛰어난 혈자리(경혈)와 운동요법을 병행하여 치료하면 목과 어깨에 발생된 불편함이 해소되고 아픈 통증이 사라지게 된다.

- 어깨에 관련된 질환에는 대표혈 견정과 운동요법을 병행하면 급성인 경우 바로 치료가 되며, 허리에 관련된 질환에는 대표혈 위중과 운동요법을 병행하면 바로 치료가 된다. 복통이 심한 경우 양구, 생리통이 심한 경우 삼음교와 운동요법을 병행하면 통증이 바로 사라지게 된다. 단, 질병이 발생하고 많은 시간이 경과한 만성질환인 경우에는 회복하는 데 시간이 필요하다.

# 활용방법

- 《Bye Bye 통증》은 일상생활에서 흔히 겪고 있는 20개 질환으로 구분하였으며, 모든 질환을 대표혈 위주로 치료하고 부족한 부분은 보조혈로 보완하도록 하였다.
- 어깨, 허리, 무릎의 통증과 복통, 생리통 등이 최근에 발생한 급성인 경우에는 대표혈과 운동요법을 병행하면 바로 회복이 된다.
- 이 책에서는 초보자도 책을 보고 따라할 수 있도록 혈자리(경혈)를 활용하는 삽화 및 사진에 운동요법의 동작을 구분하여 설명하였다.
- 이 책에서 설명하는 혈자리(경혈)와 운동요법을 병행하면 바로 효과를 볼 수 있으나 운동요법을 할 수 없는 혈자리(경혈)는 지압을 이용하는 수기요법으로 설명하였다.

＊ 장점

- 《Bye Bye 통증》에서 설명하는 경혈과 운동요법을 병행하는 방법은 쉽게 따라할 수 있을 뿐만 아니라 어른은 물론 어린이나 노약자에게 활용해도 부작용이 없고 효과가 뛰어나다.
- 발생한 질환에 맞는 혈자리(경혈)를 누르고 운동요법을 병행하면 효과가 두 배 이상 증대된다.
- 《Bye Bye 통증》에서 소개된 20가지 질환을 치료하는 데 1개의 기본혈과 운동요법으로 치료할 수가 있다. 그래도 회복되지 않으면 보조혈을 추가해서 치료하면 된다.
- 혈자리(경혈)와 운동요법을 병행하는 방법은 시간과 장소에 구애받지 않고 누구나 《Bye Bye 통증》을 보고 활용할 수가 있다.

＊ 주의사항

- 《Bye Bye 통증》을 활용하는 데 있어 병이 진행되어 오래된 경우에는 일정기간 꾸준하게 관리해야 확실한 효과를 볼 수가 있다.
- 모든 치료법과 마찬가지로 《Bye Bye 통증》도 모든 질환을 치료하는 만병통치요법이 아니다. 대부분의 급성이나 만성적 질환에 효과적이지만 이 요법으로 치료효과가 없으면 가까운 거리의 한의원이나 병원을 내원하여 치료한다.

## 바이오볼의 활용법

- 《Bye Bye 통증》은 경혈과 운동요법을 병행하는 방법으로 자가통증치유가 가능하다. 경혈운동요법을 실행할 때 통증개선 및 질환의 회복에 도움을 주는 각종 제품을 활용하면 효과를 증대시킬 수 있다.

- 그동안 경혈운동요법의 효과를 증대하기 위하여 많은 사람을 대상으로 각종 제품(자석, 파스, 서암봉, 자석침, T침 등)을 사용하여 임상을 하였다. 그런데 그 중에서 부작용이 없고 가장 효과가 뛰어난 제품은 바이오볼이었다. 이 볼은 게르마늄 성분과 원적외선, 음이온의 효과가 지속되어 진통, 해독, 신진대사, 항산화 기능 등이 있어 한 번 부착하면 3일 동안 효과가 지속되므로 필요한 사람은 구입해서 활용하면 된다.

- 일부 피부반응이 민감한 사람들은 바이오볼 부착 시 피부에 수포가 생기거나 가려운 증상이 나타나기도 하고, 장기간 붙이게 되면 테이프의 부작용으로 피부에 발진이 일어나는 손상이 올 수가 있다. 이러한 경우에는 바이오볼을 떼어내고 2~3일이 지난 후 피부가 정상적인 상태에서 다시 붙이면 된다.

- 경혈에 금속으로 만든 일반 제품들을 부착 시 알레르기 반응이나 그 외 부작용이 있었으나 바이오볼은 이러한 부작용이 없었다. 그러나 극히 드문 경우로 바이오볼을 부착하고 통증이 더 심해지거나 가려운 증상이 나타나는 것은 명현반응으로 이러한 경우 참아내면 효과가 증대되지만 참을 수 없으면 떼어내고 1~2일 쉬었다가 다시 붙이면 된다.

## 「 바이오볼의 치료 도해 」

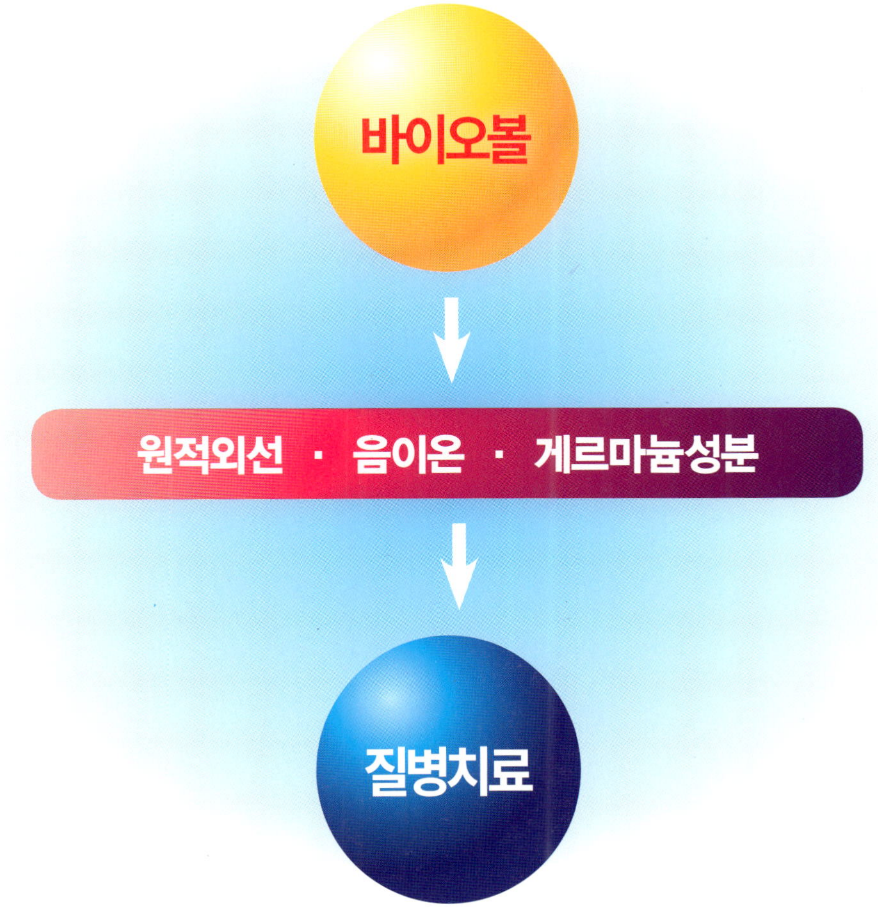


| 구 분 | 내 용 |
|---|---|
| **원적외선** | 혈액순환 촉진, 체온유지, 해독작용, 체내 중금속 배출, 진통 작용 등 |
| **음이온** | 신진대사 작용, 피로회복 촉진, 자율신경 기능 촉진, 조혈기능 증진, 항산화 기능 등 |
| **게르마늄 성분** | 체내에 노폐물 제거, 혈액정화작용, 통증해소 등 |

# Ⅱ 경락(經絡) 및 경혈(經穴)

# 경락 經絡

**경락은 인체의 기혈氣血이 운행하는 통로**이며, 안으로는 장부臟腑에 속하고 밖으로는 전신에 분포되어, 각 장부의 조직과 기관을 연결하여 하나의 유기체를 이룬다.
경이란 경맥經脈을 가리키며 경락계통의 주요 간선이다. 낙絡은 낙맥絡脈을 가리키며, 경맥經脈의 가늘고 작은 분지이다. 경락經絡이란 경맥經脈과 낙맥絡脈의 총칭이다.

▶ 11p-13p 그림 참조

## ○ 기혈氣血의 운행과 음양의 협조

경맥經脈은 기혈을 운행하여 음양의 조화를 이루고 또한 근골과 관절의 기능을 강화시킨다. ▶ 14p 그림 참조

## ○ 경락을 소통시키면, 병사病邪에 대항하며 그 경락의 증후症候를 반영

내장의 병은 그 병세의 반응이 얼굴의 오관五官에 나타난다.

**예) 간에 무리가 가면 눈이 충혈되며, 스트레스를 과도하게 받아 심장에 무리가 가면 혓바늘이 돋거나 혀가 굳어지며, 비장에 무리가 가면 입술이 터지거나 갈라진다.**

## ○ 감응感應의 전도傳導와 허실虛實의 조절

질병을 치료할 때 경락은 경락계통에 감응感應을 전도하고 허실을 조절하는 작용을 한다. 경혈운동요법 등 체표體表의 자극을 통한 치료법은 경혈을 통해 경락에 영향을 주며 이때 경락은 체표로부터 오는 자극을 받아 연관된 장부에 전도傳導한다. 이를 통해 기혈이 소통되고 장부의 기능이 조절됨으로써 질병이 치료된다. ▶ 15p 그림 참조

## ○ 경락의 3대작용

### 1. 기혈(氣血)이 흐르는(流注하는) 통로(通路)

기혈의 흐름이 원활하지 못하면 저리거나, 아프거나, 차거나, 가늘어지거나, 기운이 떨어지게 된다.

### 2. 경맥(經脈)은 자극(刺戟)을 전도(傳導)한다.

원격조절 ~ 원격치료
상병하치, 하병상치　　우병좌치, 좌병우치

＊ 참고

- 생식기 통증 → 태충 자극
- 탈항 → 백회 자극
- 입냄새(구취) → 내정 자극

### 3. 경락(經絡)은 병(病)을 진찰(診察)한다.

경맥상의 경혈(經穴)을 활용하여 병을 진단(診斷)하고 치료(治療)한다.

## 오장의 진단혈

| 오장 | 혈명 | 급성(최근 발병) | 만성(발병 후 오래경과) | 구분 사유 |
|---|---|---|---|---|
| 간 | 태충 | 우측 태충을 자극하면 통증이 있다. | 우측 태충에 통증이 있고, 좌측 태충에도 통증이 있다. | 간이 우측에 있기 때문이다. |
| 심 | 내관 | 좌측 내관을 자극하면 통증이 있다. | 좌측 내관에 통증이 있고, 우측 내관에도 통증이 있다. | 심장이 좌측에 치우쳐 있기 때문이다. |
| 비 | 지기 | 좌측 지기를 자극하면 통증이 있다. | 좌측 지기에 통증이 있고, 우측 지기에도 통증이 있다. | 비장이 좌측에 있기 때문이다. |
| 폐 | 공최 | 우측 공최를 자극하면 통증이 있다. | 우측 공최에 통증이 있고, 좌측 공최에도 통증이 있다. | 폐는 양쪽에 있으나 우폐가 용량이 크다. |
| 신 | 태계 | 신장은 좌 · 우 양측에 있으며 이상이 있는 쪽에 통증이 있다. | 좌측 신장은 좌측에 우측 신장은 우측에 통증이 있다. | 신장은 양쪽에 있으며 좌 · 우 용량이 비슷하다 |

## 오행과 장부분류(臟腑分類)

| 분류 \ 오행 | 목(木) | 화(火) | 토(土) | 금(金) | 수(水) |
|---|---|---|---|---|---|
| 오장(五臟) | 간(肝) | 심(心) | 비(脾) | 폐(肺) | 신(腎) |
| 오부(五腑) | 담(膽) | 소장(小腸) | 위(胃) | 대장(大腸) | 방광(膀胱) |
| 주관(主管) | 근건(筋腱) | 혈맥(血脈) | 기육(肌肉) | 피모(皮毛) | 골수(骨髓) |
| 오관(五官) | 목(目) | 설(舌) | 구(口) | 비(鼻) | 이(耳) |
| 오화(五華) | 조갑(爪甲) | 면(面) | 순(脣) | 모(毛) | 발(髮) |
| 오계(五季) | 춘(春) | 하(夏) | 장하(長夏) | 추(秋) | 동(冬) |
| 오기(五氣) | 풍(風) | 열(熱) | 습(濕) | 조(燥) | 한(寒) |
| 오색(五色) | 청(靑) | 적(赤) | 황(黃) | 백(白) | 흑(黑) |
| 오미(五味) | 산(酸) | 고(苦) | 감(甘) | 신(辛) | 함(鹹) |

# 몸의 앞부분

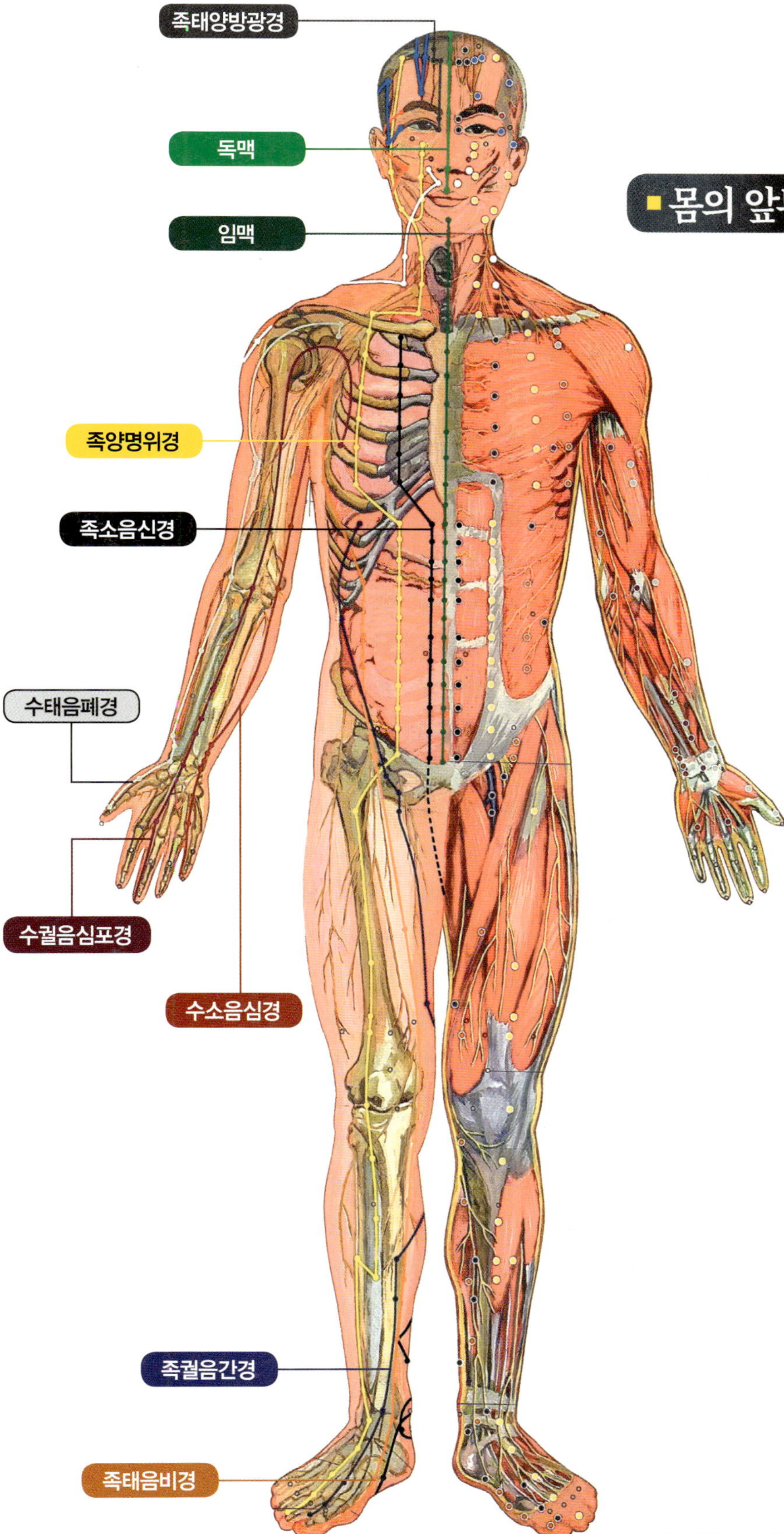

## ■ 몸의 뒷부분

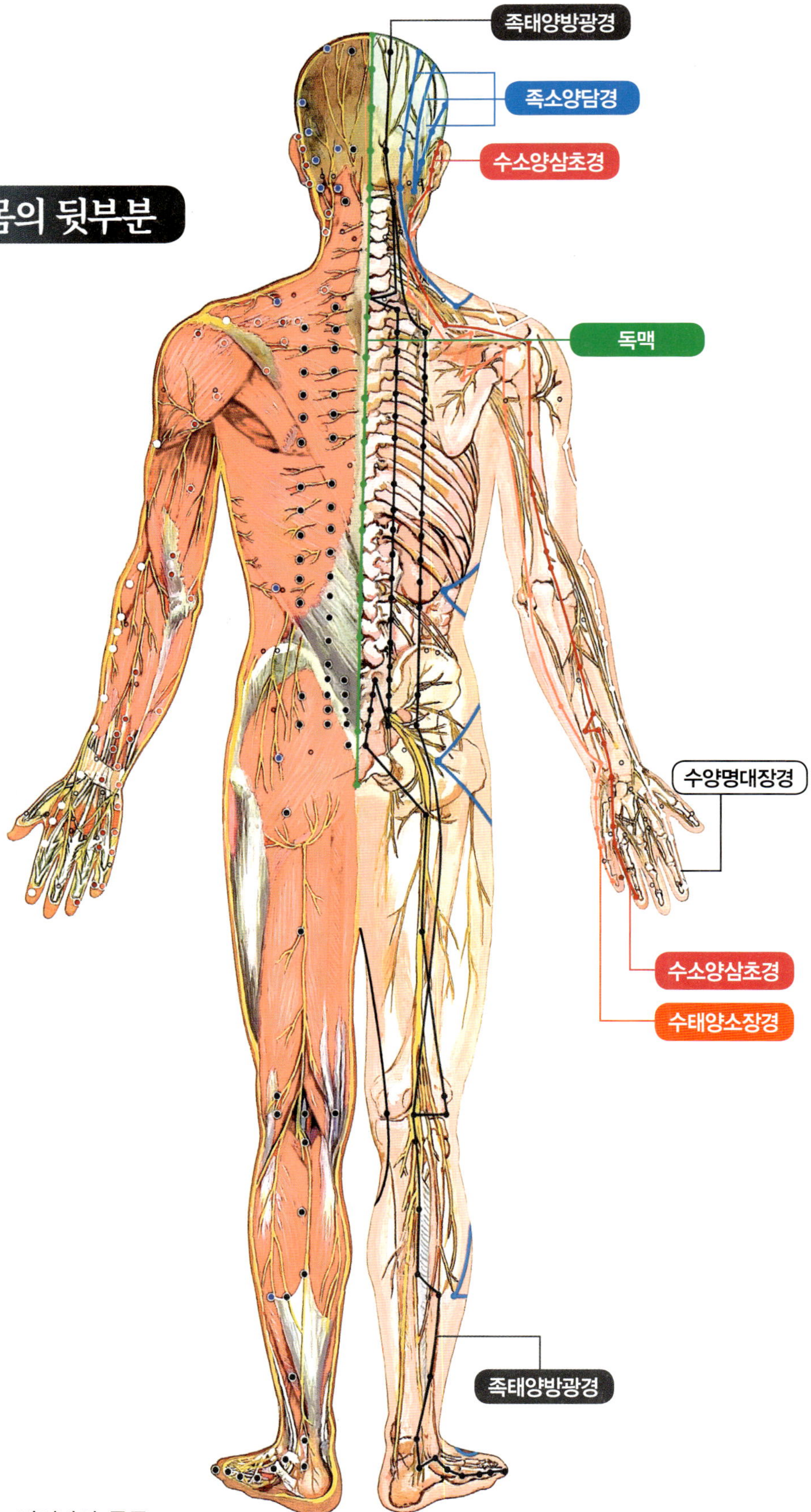

## ▪몸의 옆부분

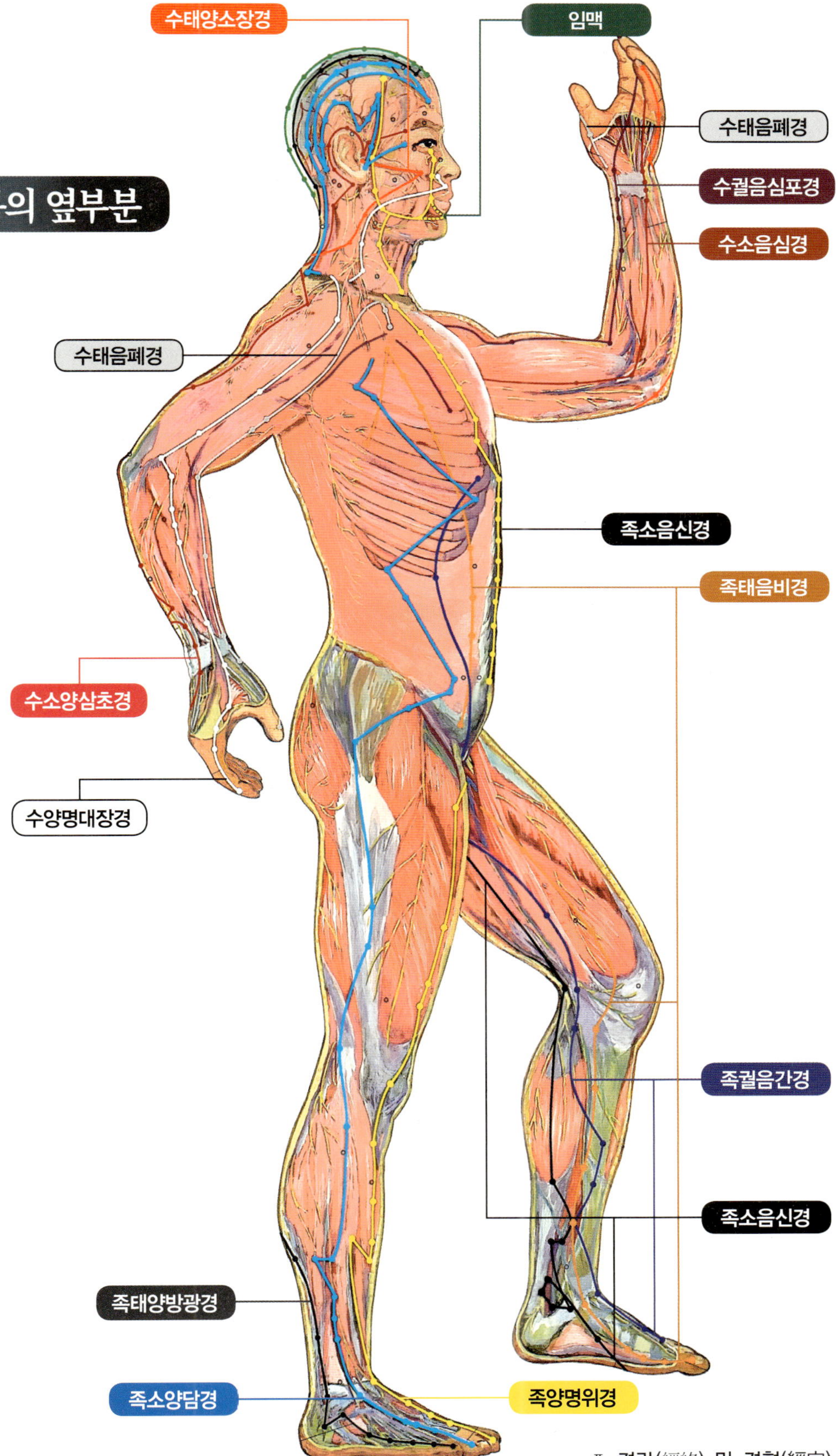

수태양소장경
임맥
수태음폐경
수궐음심포경
수소음심경
수태음폐경
족소음신경
족태음비경
수소양삼초경
수양명대장경
족궐음간경
족소음신경
족태양방광경
족소양담경
족양명위경

## 「 음양의 변화 」

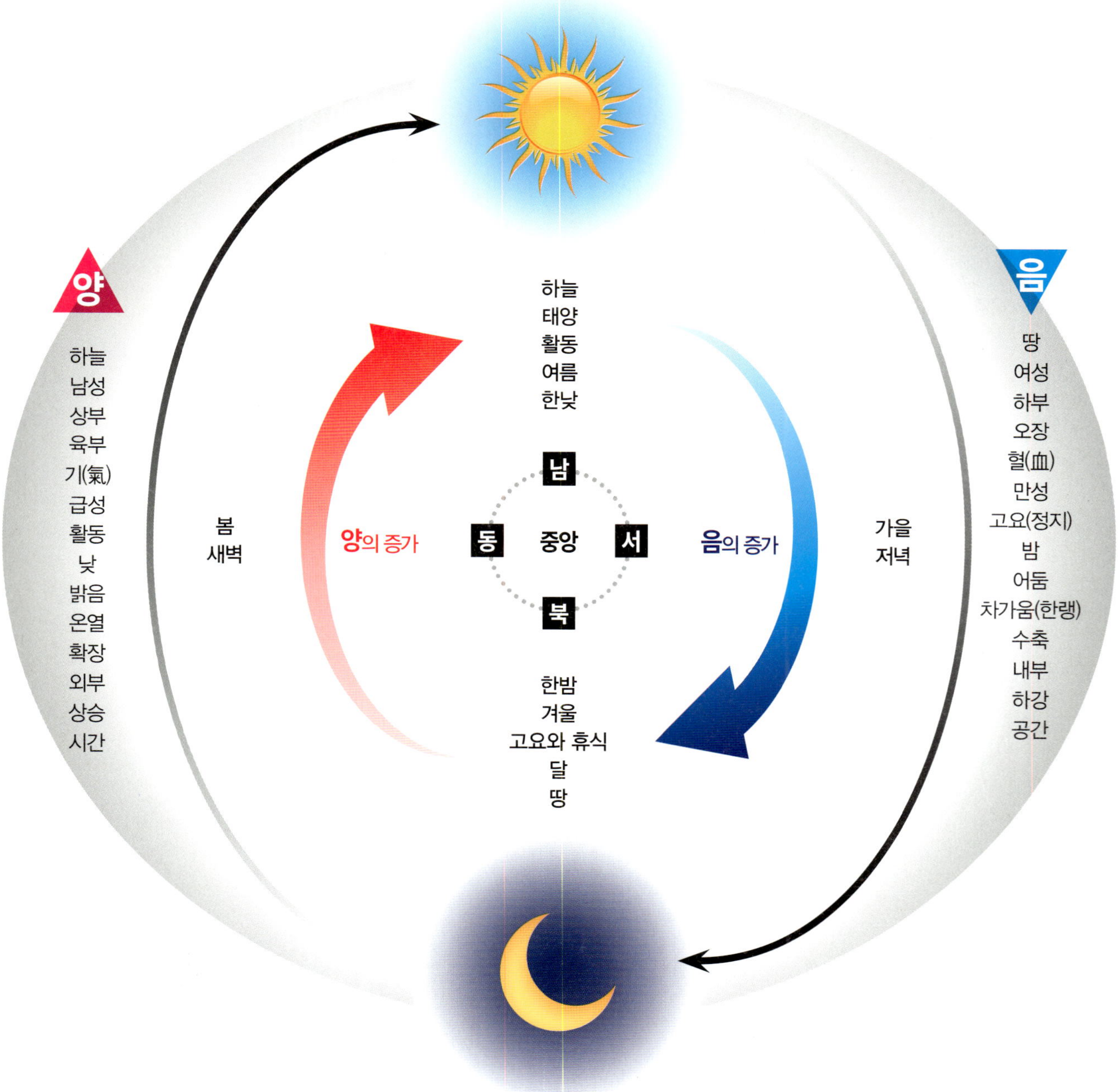
양
하늘
남성
상부
육부
기(氣)
급성
활동
낮
밝음
온열
확장
외부
상승
시간
봄
새벽
양의 증가
하늘
태양
활동
여름
한낮
남
동
중앙
서
북
한밤
겨울
고요와 휴식
달
땅
음의 증가
가을
저녁
음
땅
여성
하부
오장
혈(血)
만성
고요(정지)
밤
어둠
차가움(한랭)
수축
내부
하강
공간

「 감응의 전도와 허실의 조절 」

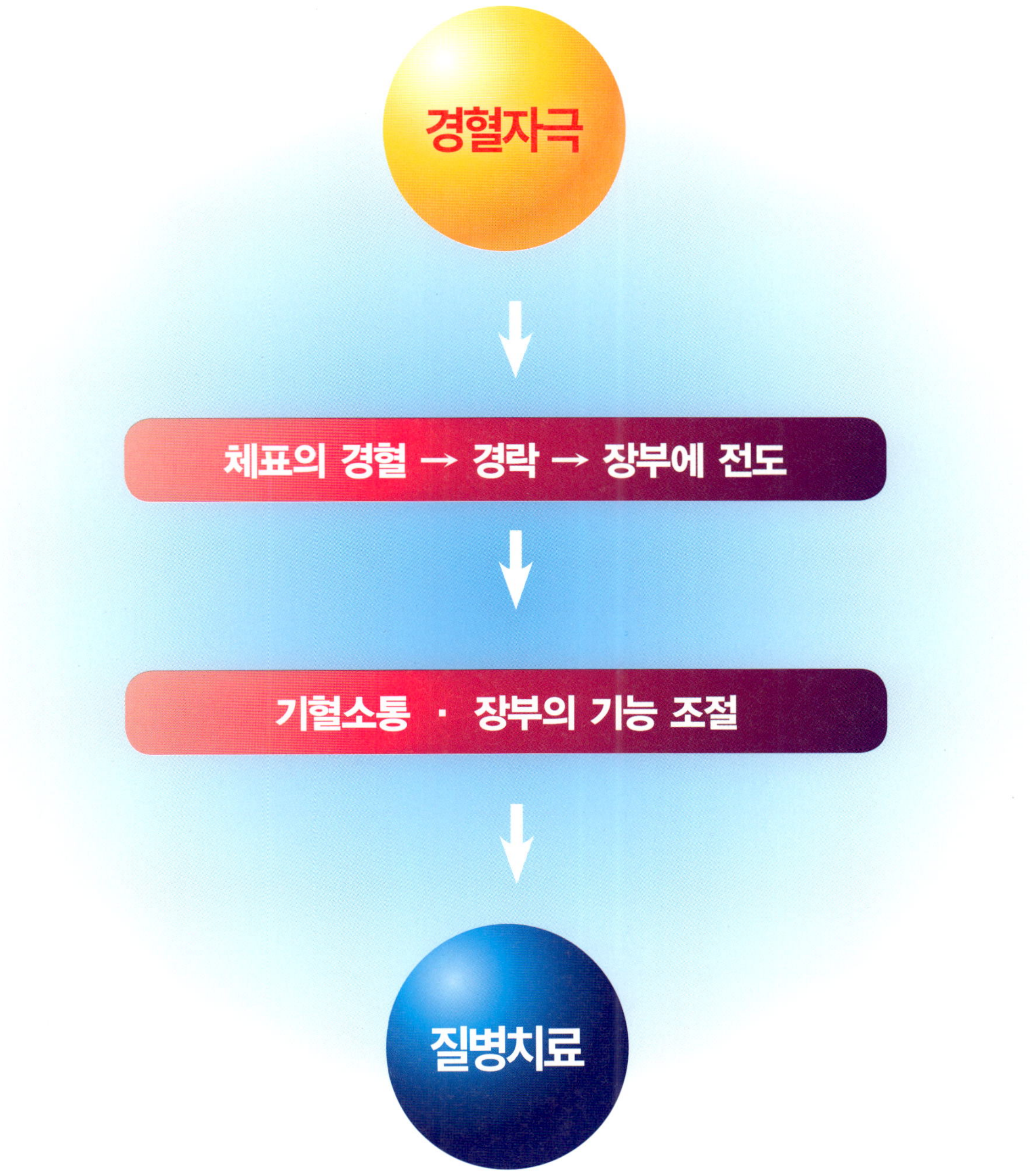
경혈자극
체표의 경혈 → 경락 → 장부에 전도
기혈소통 · 장부의 기능 조절
질병치료

# 경혈 經穴

**경혈이란 장부와 경락의 기가 체표에 수주되는 부위**이며, 경락상에 위치한 경혈을 활용하여 신체의 기능을 조절하고 인체에서 병에 대항하는 능력을 증강시켜, 질병을 예방하고 치료하는 목적에 도달한다. ▶ 17p 그림 참조

## 경혈의 분류

경혈은 이십경경혈(십이정경, 기경팔맥), 경외기혈, 아시혈의 세 종류로 크게 나뉘어진다. 이 책에서는 경혈이 있는 십사경경혈을 설명한다.▶ 18p 표 참조

## 경혈의 정위법(定位法)

경혈의 정위定位는 취혈取穴 이라고도 하며, 취혈에 따라 치료효과가 달라진다.

- **골도분촌법(骨度分寸法)** ▶ 19p-20p 내용 참조
- **수지동신촌법(手指同身寸法)** ▶ 21p 내용 참조

**주의사항**

사람마다 체형이 다르기 때문에 골도분촌법이나 수지동신촌법의 시술 적용은 피시술자의 체형을 기준으로 한다.

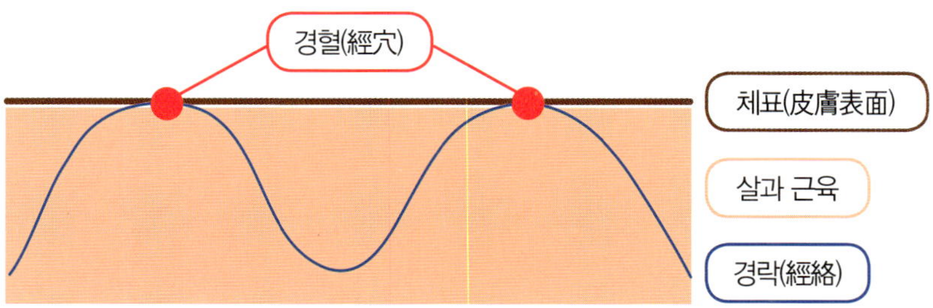

# 장부와 경락의 기가 체표에 수주되는 부위(폐경)

**내부 경로의 이상 증상**

발성 장애, 천식, 호흡곤란,
기관지염 등의 목 질환,
변비나 대장염 등의 대장질환

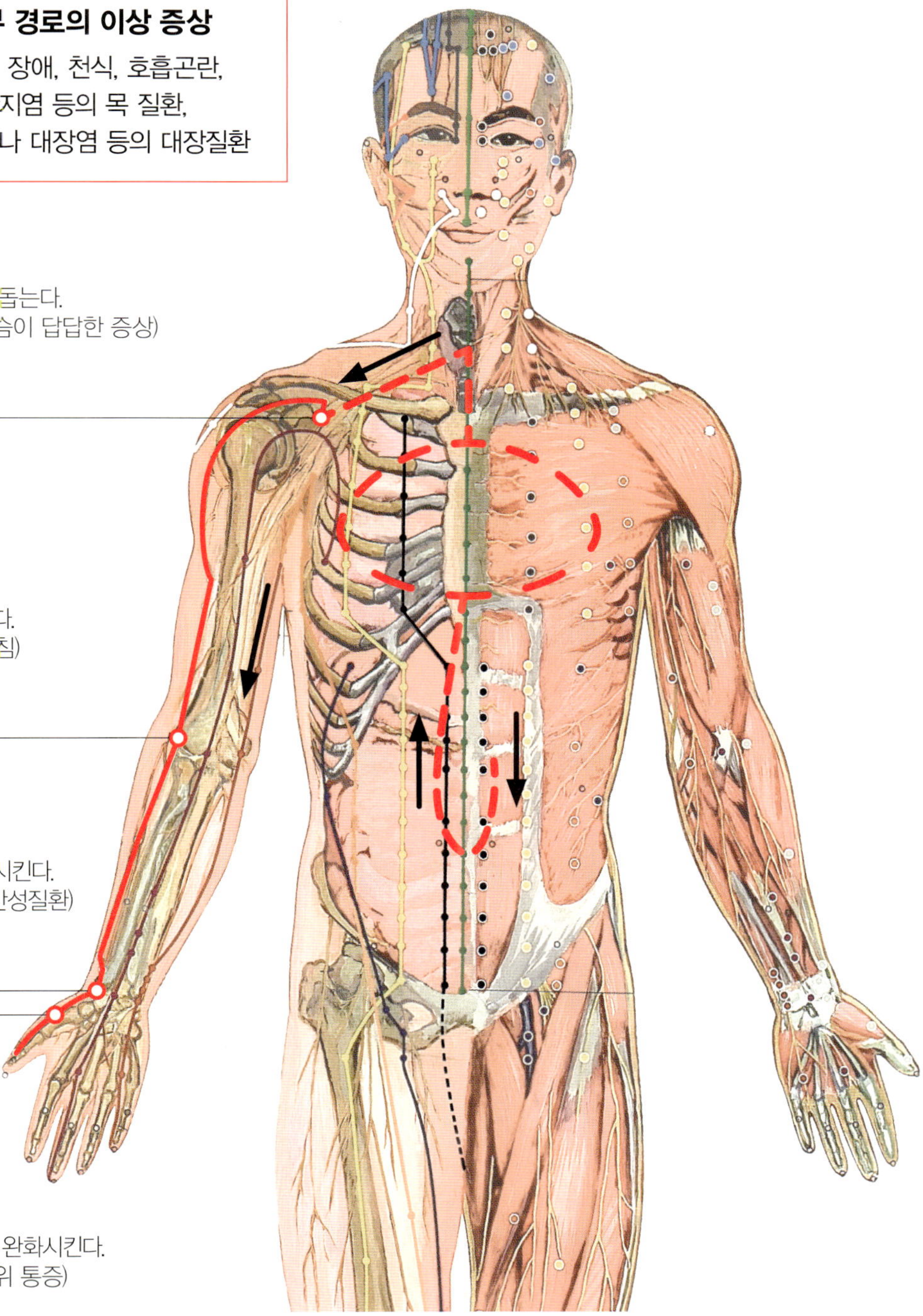

**중부(中府)**

폐기의 흐름을 돕는다.
(기침, 천식, 가슴이 답답한 증상)

**척택(尺澤)**

진정작용을 한다.
(거칠고 마른기침)

**태연(太淵)**

폐기능을 강화시킨다.
(폐기능 약화, 만성질환)

**어제(魚際)**

인후의 통증을 완화시킨다.
(인후 및 목 주위 통증)

## 경혈의 분류

| 구분 | 내용 | 경락 | 비고 |
|---|---|---|---|
| 십사경 경혈 | 경락상의 혈 | 수태음폐경<br>(手太陰肺經) | 중부 ~ 소상 11혈 |
| | | 수양명대장경<br>(手陽明大腸經) | 상양 ~ 영향 20혈 |
| | | 족양명위경<br>(足陽明胃經) | 승읍 ~ 여태 45혈 |
| | | 족태음비경<br>(足太陰脾經) | 은백 ~ 대포 21혈 |
| | | 수소음심경<br>(手少陰心經) | 극천 ~ 소충 9혈 |
| | | 수태양소장경<br>(手太陽小腸經) | 소택 ~ 청궁 19혈 |
| | | 족태양방광경<br>(足太陽膀胱經) | 정명 ~ 지음 67혈 |
| | | 족소음신경<br>(足少陰腎經) | 용천 ~ 유부 27혈 |
| | | 수궐음심포경<br>(手厥陰心包經) | 천지 ~ 중충 9혈 |
| | | 수소양삼초경<br>(手小陽三焦經) | 관충 ~ 사죽공 23혈 |
| | | 족소양담경<br>(足小陽膽經) | 동자료 ~ 족규음 44혈 |
| | | 족궐음간경<br>(足厥陰肝經) | 대돈 ~ 기문 14혈 |
| | | 독맥<br>(督脈) | 장강 ~ 은교 28혈 |
| | | 임맥<br>(任脈) | 회음 ~ 승장 24혈 |
| 경외기혈 | 경락외의 혈 | | 예) 태양, 인당혈 등 |
| 아시혈 | 눌러서 아픈 곳 | | 체표의 압통점·과민점 |

## 골도분촌법 骨度分寸法

〈뒷면에 계속〉

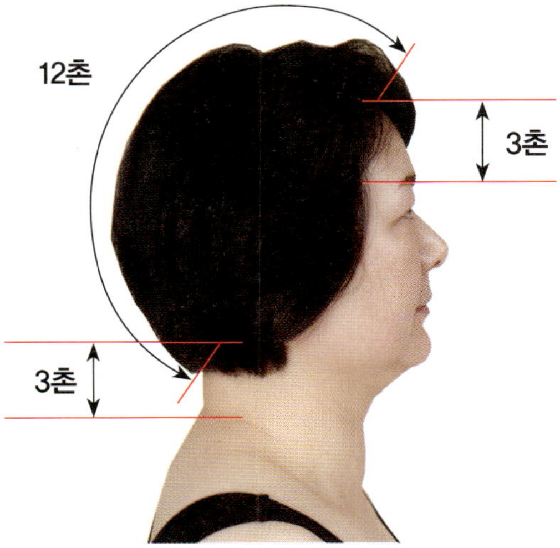


### 머리

눈썹에서 앞머리카락 시작점까지 3촌,
앞머리 카락 시작점에서
뒷머리 카락 끝까지 12촌,
뒷머리카락 끝에서 대추까지 3촌,
이마 두 각 사이 9촌

### 목

좌우 인영혈 사이 3촌,
귀 뒤 두 완골 사이 9촌

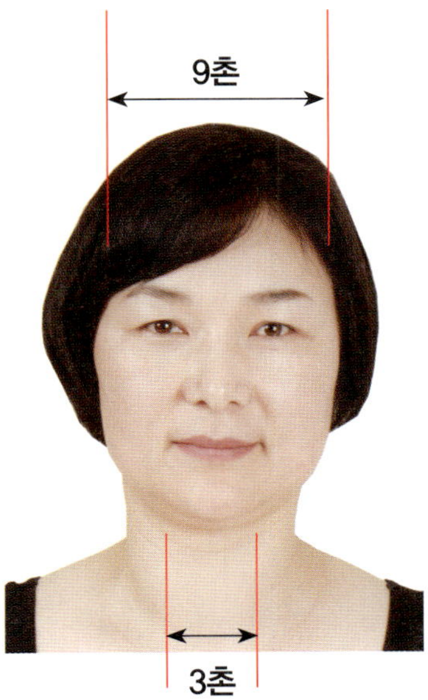


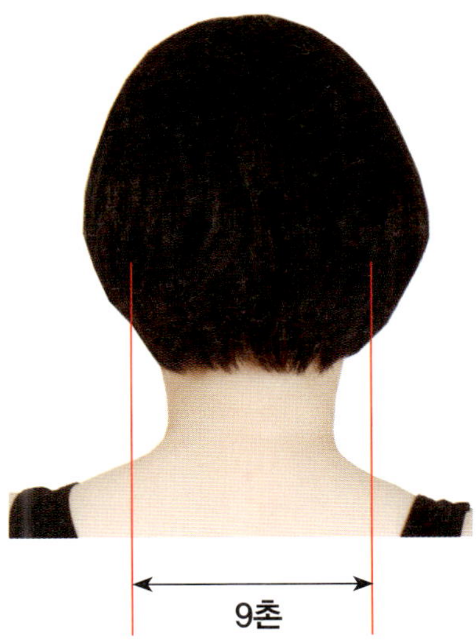

## 골도분촌법 骨度分寸法

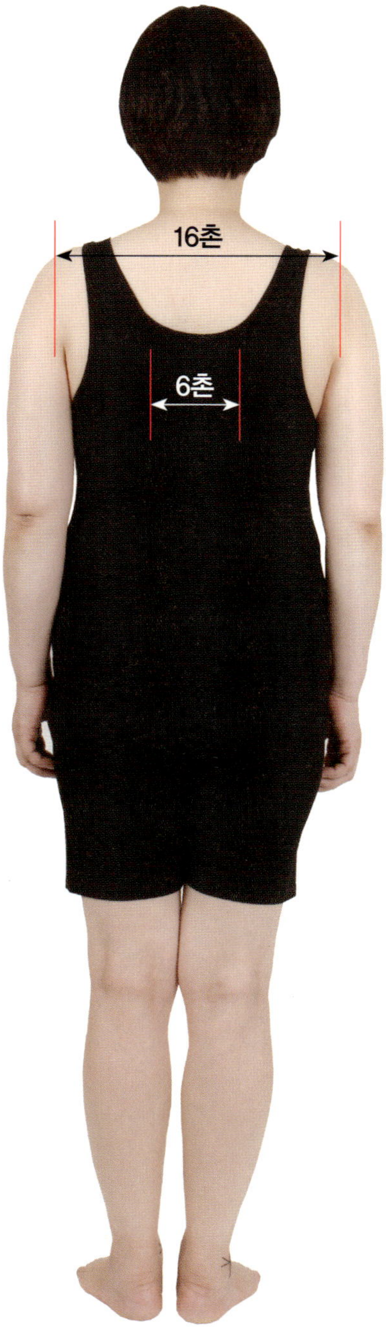


### 등

양 견갑골 내측연 사이 6촌,
양 견갑봉 사이 16촌

### 팔

겨드랑이 끝에서
팔굽 가로무늬 끝까지 9촌,
팔굽 가로무늬부터
팔목 가로무늬까지 12촌

### 가슴, 배

기골에서 배꼽까지 8촌,
배꼽에서 치골까지 5촌,
두 젖꼭지 사이 8촌

### 다리

치골 위에서 무릎
안쪽 위까지 18촌,
무릎 안쪽 아래에서
안쪽 복사뼈까지 13촌

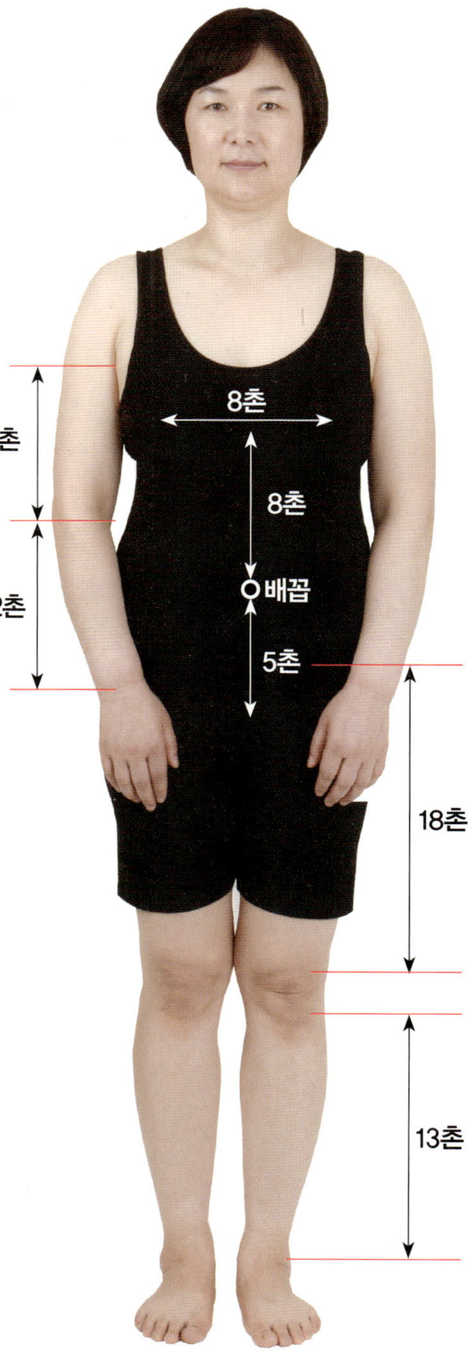

## 수지동신촌법 手指同身寸法

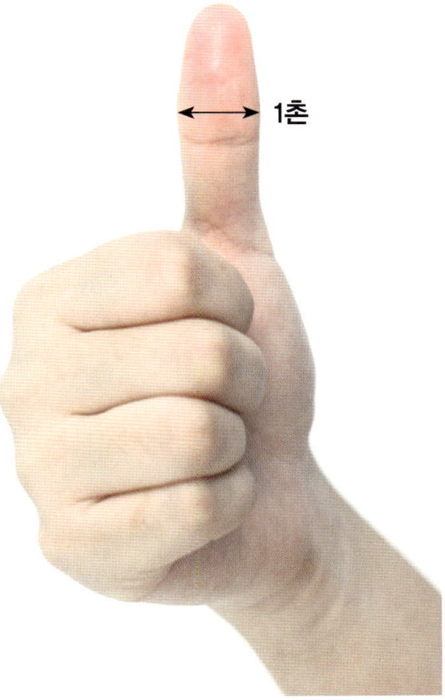


**모지 동신촌**

엄지 관절의 가로 길이를 1촌으로 한다.

**횡지 동신촌**

검지와 중지 두 손가락 가로길이 1.5촌으로 한다.

검지에서 약지 세손가락 윗부분의 가로길이 2촌으로 한다.

엄지를 뺀 나머지 네 손가락을 합한 가로 길이를 3촌으로 한다.

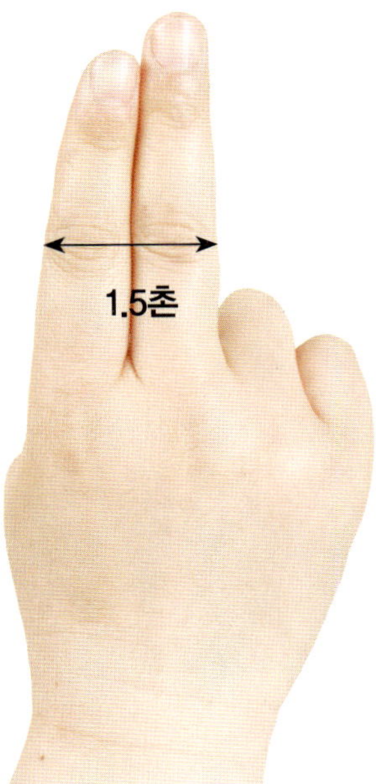


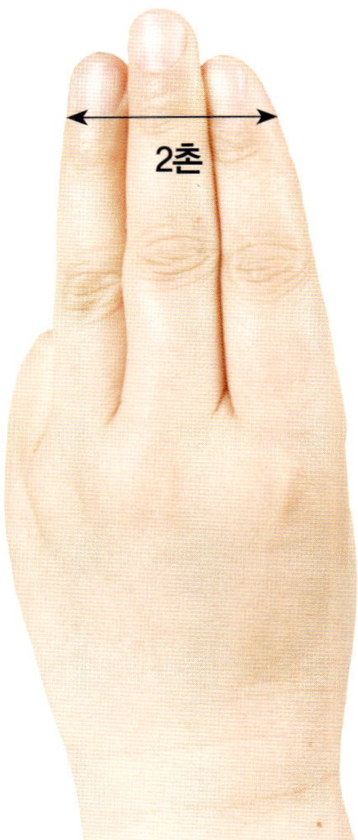


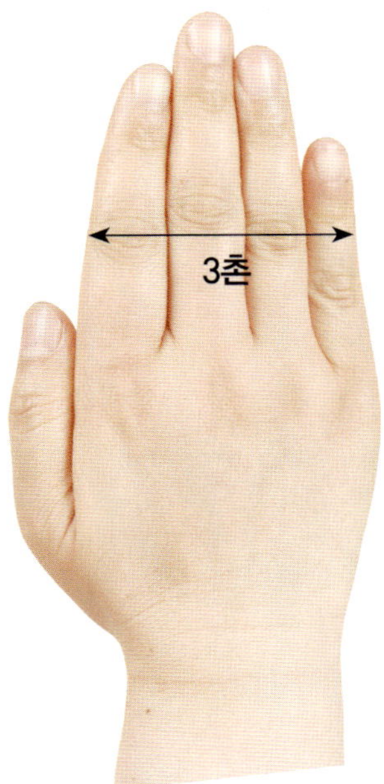

# Ⅲ 질환별 적용법

# 목 · 어깨통증
# (견비통)

1. 견정
2. 대추
3. 견우

# 목 · 어깨통증 肩臂痛

## 원인 및 증상

- 직업적으로 어깨를 무리하게 사용하거나 과도한 운동 및 잘못된 자세와 생활 습관으로 인하여 다양한 어깨질환이 발생하게 된다.
- 어깨에 통증이 생기고 팔이 쑤시며, 밤에 잠자는 것도 방해를 받을 수 있다.
- 심하면 어깨의 운동 범위가 좁아지게 되어 머리 빗질 및 손을 머리 위로 올리는 단순한 일상생활도 힘들어진다.
- 어깨통증 치료의 기본혈은 견정이며, 보조혈은 대추, 견우이다.

## * 견비통의 특효 치료혈

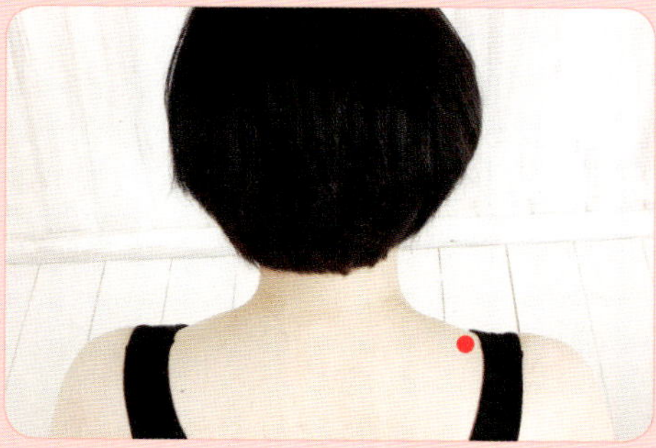

**견정(肩井)**
경추 7번 아래 함몰지점(대추혈)과 어깨끝선을 이은 선의 중앙 지점

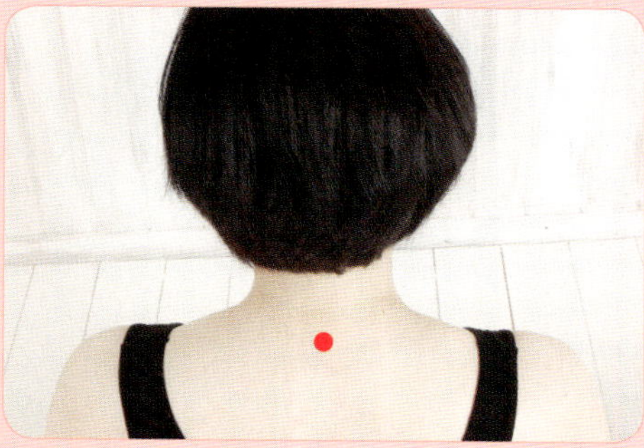

**대추(大椎)**
경추 7번 아래 함몰된 부분의 중앙

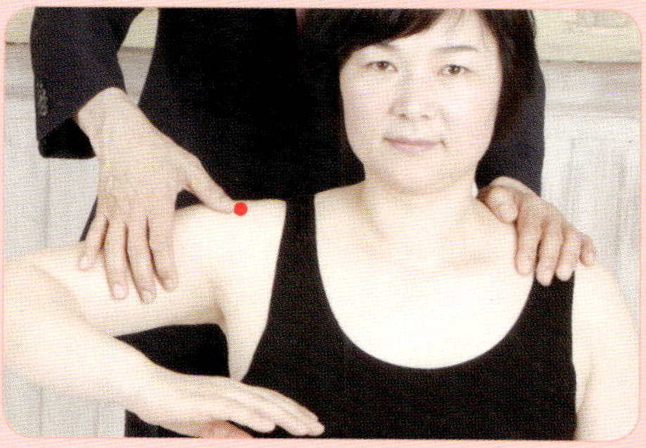

**견우(肩髃)**
앉은 자세로 팔꿈치를 수평으로 들어 올리면 어깨 앞쪽에 오목해지는 곳

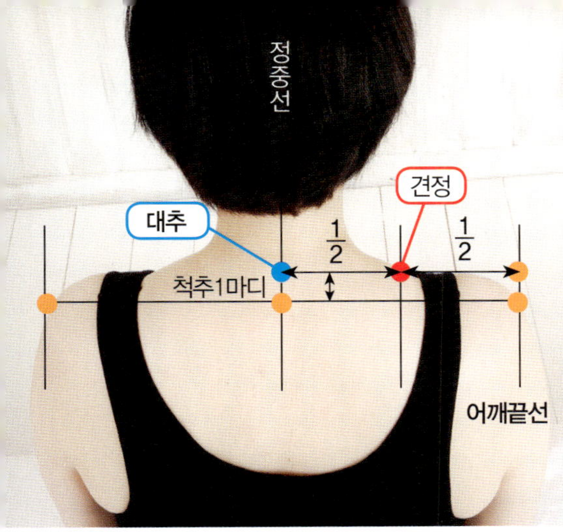


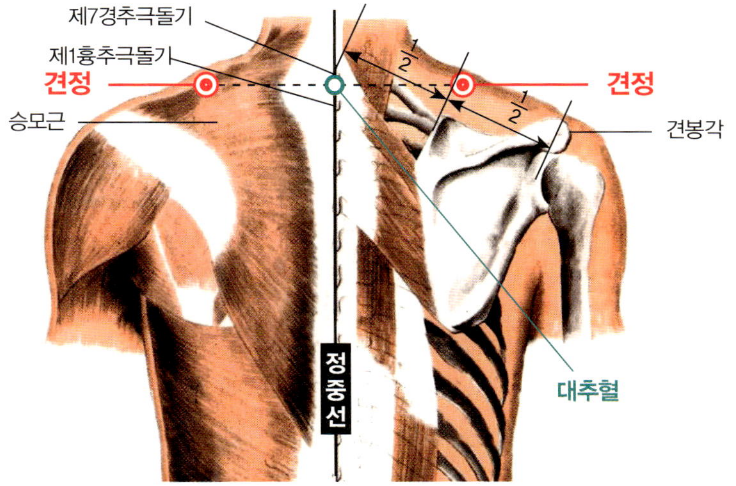


# 견정 肩井

## 혈자리

- 견정은 목을 앞으로 굽혔을 때 목뒤에 제일 돌출하는 뼈(경추 7번) 바로 아래 함몰지점인 대추혈과 어깨 끝인 견봉을 이은 선의 중앙 부위이다.
- 견정은 젖꼭지에서 수직으로 위로 올라갈 때 어깨선의 제일 높은 부위이다.

## 핵심질환

어깨통증, 견비통, 견관절주위염, 머리와 목통증, 편마비 등이다.

## 주요효능

목 뒤의 승모근, 어깨, 등, 팔 근육 통증 치료의 명혈이며, 어깨부위 통증의 대표혈이다.

## 적용근육

승모근, 능형근, 견갑거근 등이다.

## 진단

- 먼저 좌, 우 어깨의 높이를 비교한다.
- 팔을 아래에서 위로 올릴 때(앞으로, 뒤로, 옆으로) 통증 부위와 정도를 확인한다.
- 팔을 굽혀 아래에서 위로 올리고 위에서 아래로 내릴 때, 통증 부위와 통증의 정도를 확인할 수 있다.

---

**대표혈** 어깨 : 견정(肩井) / 머리 : 백회(百會) / 목 : 풍지(風池)

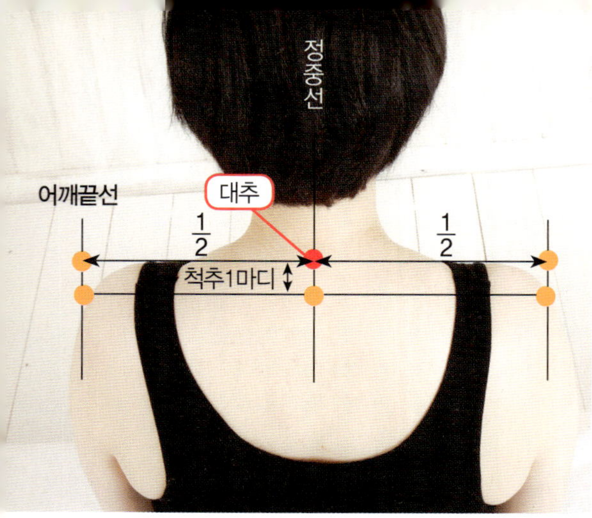

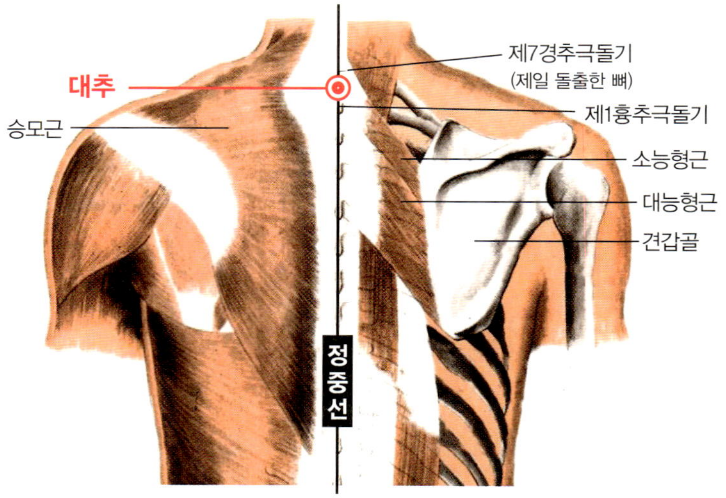


# 대추 大椎

## 혈자리

- 목을 앞으로 숙였을 때 목 뒤 제일 솟아오른 뼈(경추7번) 바로 아래 움푹 들어간 부위이다.
- 어깨 끝(견봉)과 어깨 끝을 연결한 선의 중앙 바로 위에 움푹 들어간 부위이다.
- 목을 좌우로 돌릴 때 움직이는 뼈(경추7번) 바로 아래 부위이다.

  * 목을 회전하면 경추(목뼈)는 잘 움직이지만 흉추(등뼈)는 늑골(갈비뼈)에 부착되어 있기 때문에 거의 움직이지 않는다.

## 핵심질환 및 주요효능

경추질환(경추디스크, 경추 자체 이상), 목통증, 어깨통증, 발열, 기관지염, 천식, 감기의 치료점으로 효과가 뛰어나며, 독맥에 위치하고 있다.

## 적용근육

흉쇄유돌근, 견갑거근, 승모근 등이다.

## 진단

- 목뼈가 거북이 등처럼 솟았는지 또는 들어갔는지를 확인한다.
- 목을 좌우로 움직인다. 이때 잘 돌아가지 않은 쪽이 틀어진 곳의 목뼈이다.
- 목을 앞으로 숙이는 것이 불편하면 목뼈가 앞으로 밀려난(전만) 것이고, 목을 뒤로 젖히는 것이 불편하면 목뼈가 뒤로 밀려난(후만) 것이다.

**독맥** 회음부에서 시작하여 등의 척추 중앙선을 따라 위로 올라 목을 지나 머리 정수리를 넘어 윗잇몸의 중앙에 이르는 경맥

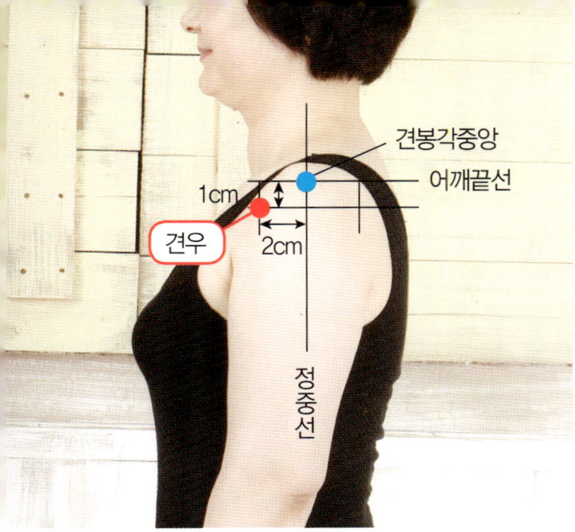


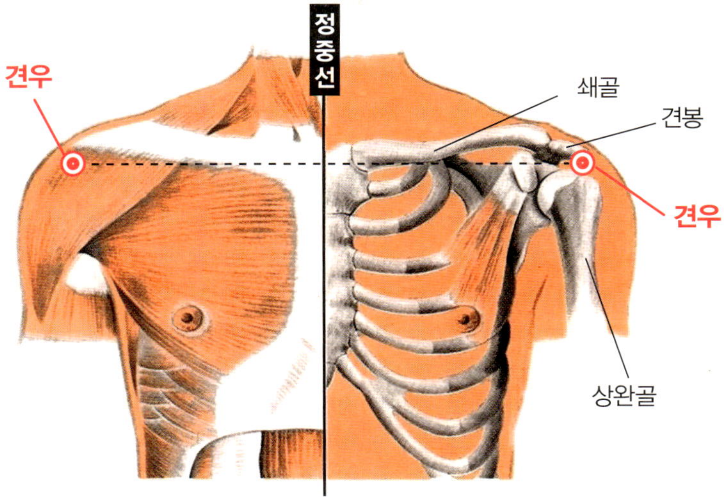


# 견우 肩髃

## 혈자리

- 어깨뼈 끝 부위인 견봉각에서 팔 쪽으로 1cm 앞으로 2cm 부위이다.
- 팔꿈치를 굽혀 위로 수평으로 올리면, 어깨 앞쪽에 오목하게 들어간 부위이다.

## 핵심질환 및 주요효능

- 견비통이나 견배통과 어깨관절 통증에 필수혈이다.
- 두드러기, 습진 같은 피부병에 효과적이다.

## 적용근육

승모근, 삼각근 등이다.

## 진단

- 어깨관절 부위에 통증이 있는지 삼각근 부위에 통증이 있는지를 확인한다.
- 팔을 아래에서 위로 올릴 때(앞으로, 뒤로, 옆으로)통증 부위와 정도를 확인한다.
- 팔을 굽히고 앞에서 뒤로, 뒤에서 앞으로 회전할 때 통증부위를 확인한다.

# 허리통증(요통)

1. 위중
2. 요양관
3. 양릉천

# 허리통증 腰痛

## 원인 및 증상

- 요통은 직업적으로 반복되는 잘못된 자세, 허리를 다치거나 나이가 들어 몸이 쇠약할 때, 외부의 충격 등으로 발생한다.
- 요통은 발병 초기에 나타나는 급성요통과 급성요통이 오랫동안 지속되어 나타나는 만성요통으로 구분된다. 심하면 허리를 돌리거나 펴지 못하고 목을 숙이지도 못하는 등 여러 가지 증상이 나타난다.
- 허리통증을 치료할 때의 기본혈은 위중이며, 보조혈은 요양관, 양릉천이다.

### * 요통의 특효 치료혈

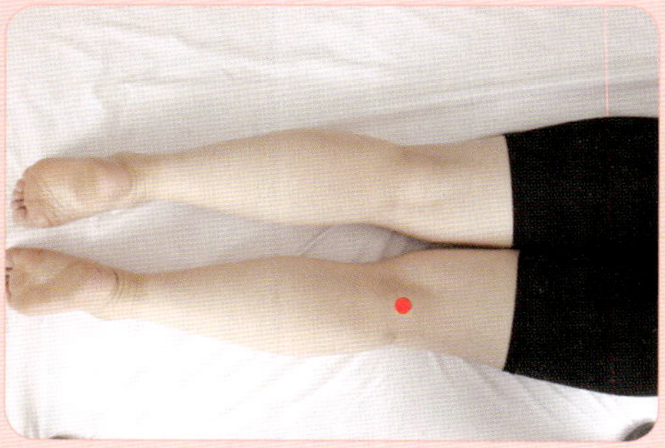

**위중(委中)**
무릎의 안쪽에 있는 횡문 가운데에 위치한 지점

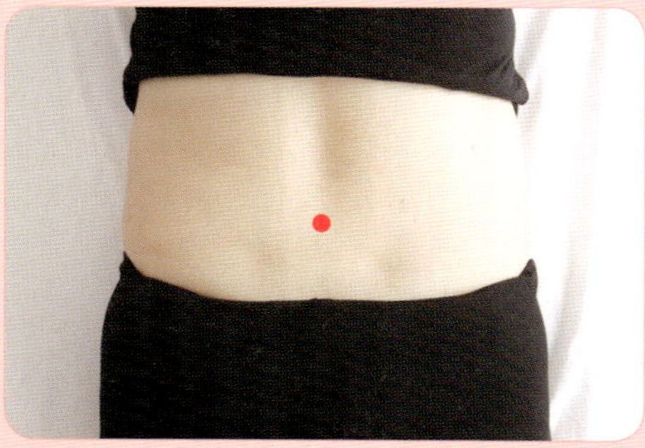

**요양관(腰陽關)**
제4, 제5요추극돌기의 중간 함요부

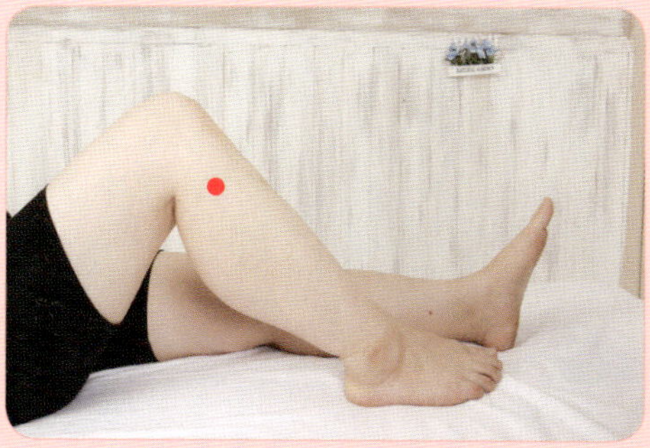

**양릉천(陽陵泉)**
무릎을 굽혔을 때 바깥쪽에 튀어나온 뼈(비골두)에서 앞쪽 바로 아래 오목하게 들어간 부위

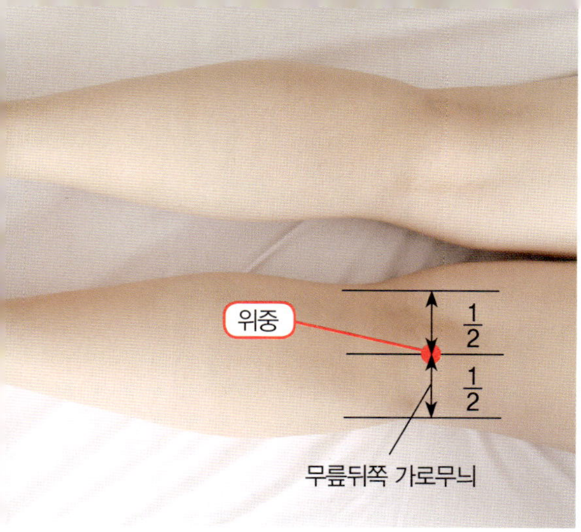


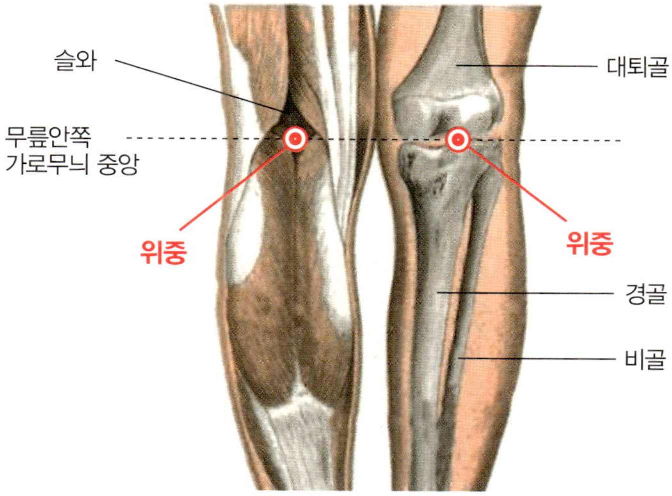


## 위중 委中

### 혈자리

무릎의 안쪽에 있는 가로무늬(橫紋) 가운데에 위치한 부위이다.

### 핵심질환

요배통, 좌골신경통, 무릎관절통, 비복근경련 등이다.

### 주요효능

- 허리와 등 부위에 통증이 있을 때 명혈로서, 주요 효능은 요통을 치료하는 것이다.
- 발의 통증을 제거하는 보조혈로서 치료 효과가 좋다.

### 적용근육

주 근육은 슬와근이다.

### 진단

허리통증을 호소할 때, 위중의 좌측과 우측을 눌러보아 통증이 심한 쪽을 확인한다. 또한 양쪽 허리의 통증도 동시에 확인한다.

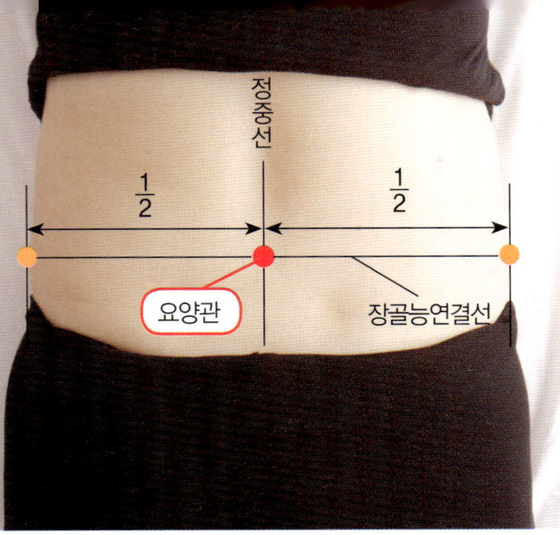


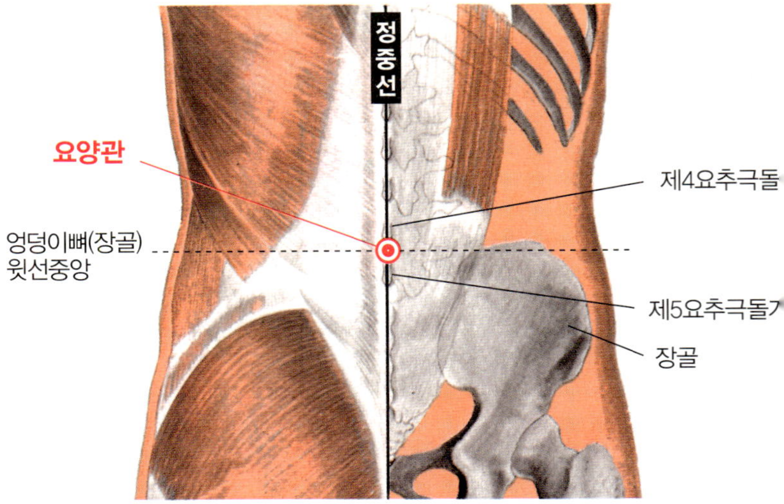


# 요양관 腰陽關

## 혈자리

엎드린 자세에서 좌우엉덩이뼈(장골) 위쪽을 이은 선의 중간 부위 바로 아래 움푹 들어간 부위이다. 해부학적으로 4번과 5번 요추 극돌기 중간의 함몰부위이다.

## 핵심질환

요통(腰痛), 좌골신경통, 무릎관절통, 추간판탈출증(허리디스크), 유정 등이다

## 주요효능

- 요양관은 인체하부에 양기를 인도하는 관문으로 양기가 부족하여 인체 기능이 저하됐을 때의 치료혈이다.
- 요통시 최고의 압통점이며, 허리통증 치료의 명혈이다.

## 적용근육

복직근, 복횡근, 내복사근, 외복사근, 척추기립근 등이다.

## 진단

- 허리뼈가 들어가 전만 되었거나, 밀려나 후만 된 사람을 확실하게 구분해야 한다.
- 허리를 앞으로 굽힐 때와 뒤로 젖힐 때 어느 쪽이 편안한지를 확인해야 한다. 허리를 앞으로 숙이는 것이 편안한 사람은 허리뼈가 뒤로 밀려나 후만 된 사람이고 허리를 뒤로 젖히는 것이 편한 사람은 허리뼈가 앞으로 들어가 전만된 사람이다.

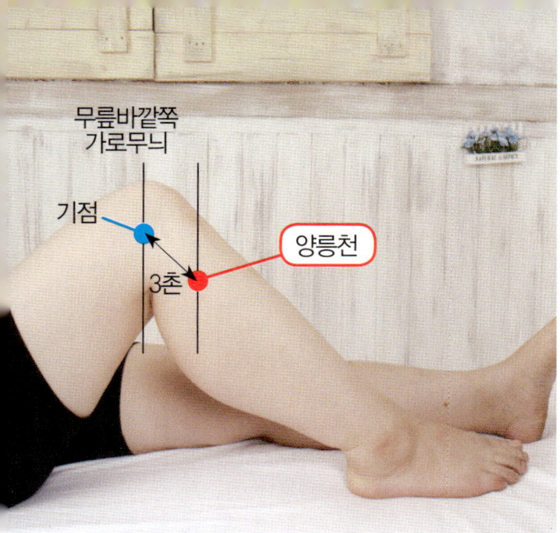


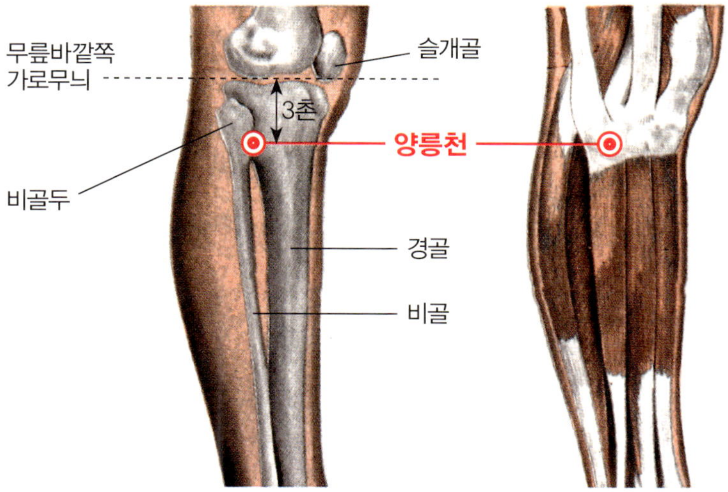


# 양릉천 陽陵泉

## 혈자리

무릎을 굽혔을 때 바깥쪽에 튀어나온 뼈(비골두)에서 앞쪽 바로 아래 오목하게 들어간 부위이다.

## 핵심질환

요통, 좌골신경통, 무릎관절통, 늑간신경통, 반신불수, 각기, 담낭염 등이다.

## 주요효능

- 요통, 무릎관절통에 필수혈이며, 머리끝에서 발끝까지 근육에 관련된 병에 매우 효과적이다.
- 습열을 제거해주고 근육을 튼튼하게 해주며, 근육의 병적증상으로 운동장애시 효능이 좋으며, 경련을 일으킬 때에도 효과적이다.

## 적용근육

장비골근, 장지신근 등이다.

## 진단

허리가 아픈 사람의 양쪽 양릉천을 누른다. 이때 통증의 정도를 파악하여 허리의 상태를 확인한다. 많이 아픈 쪽 양릉천이 약간 단단하게 뭉쳐진 것을 느낄 수 있다.

# 무릎관절통

1. 곡천
2. 슬양관
3. 위중

# 무릎관절통 膝關節痛症

## 원인 및 증상

- 무릎관절통은 무리하게 무릎에 압력이 가해지거나, 충격에 의한 타박상 또는 노화로 인한 퇴행성이 주된 원인이다.
- 무릎관절통은 움직이면 통증이 악화되며, 몸을 안정시키고 온열하면 증상이 호전된다. 무릎관절통을 앓는 환자들은 동통 외에도 종종 무릎관절 운동범위 감소와 함께, 걷거나 계단 오르기, 차에 타고 내리기 등 일상생활이 힘들어진다.
- 무릎관절통을 치료할 때의 기본혈은 곡천이며, 보조혈은 슬양관과 위중이다.

## * 무릎관절염의 특효 치료혈

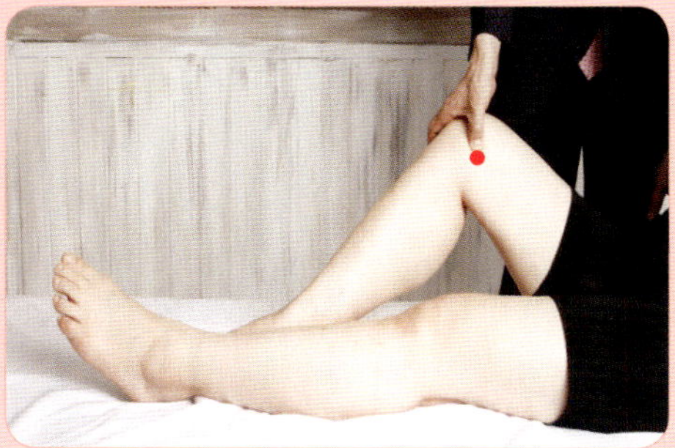

**곡천(曲泉)**
무릎관절을 구부린 상태에서 무릎횡문의 내측단에 움푹 들어간 곳

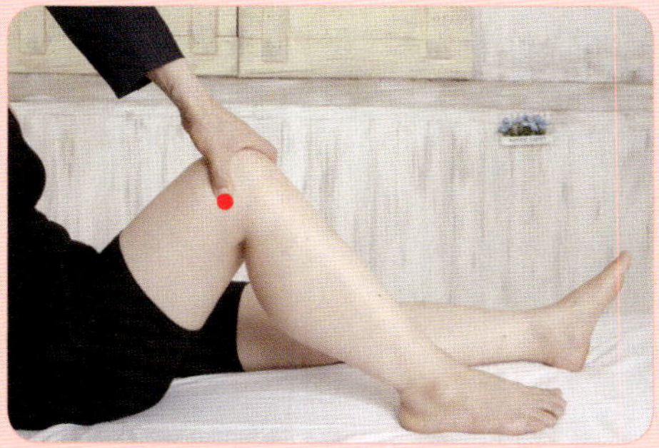

**슬양관(膝陽關)**
무릎을 굽혀 무릎관절외측 중앙 아래 움푹 들어간 곳

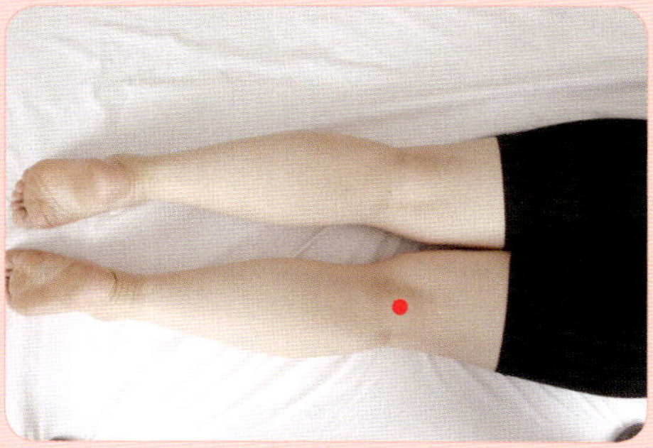

**위중(委中)**
무릎의 안쪽에 있는 횡문 가운데에 위치한 지점

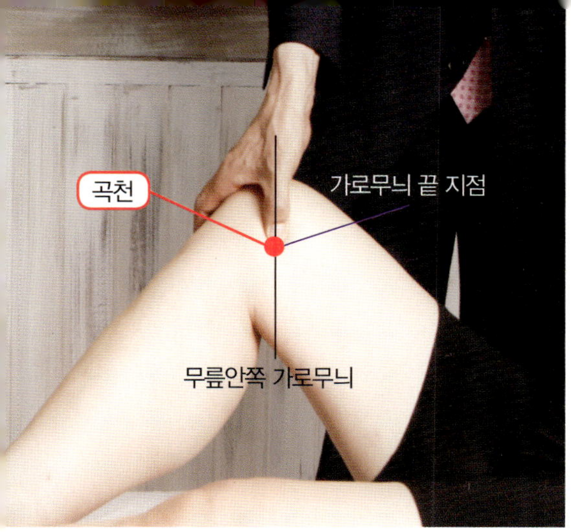


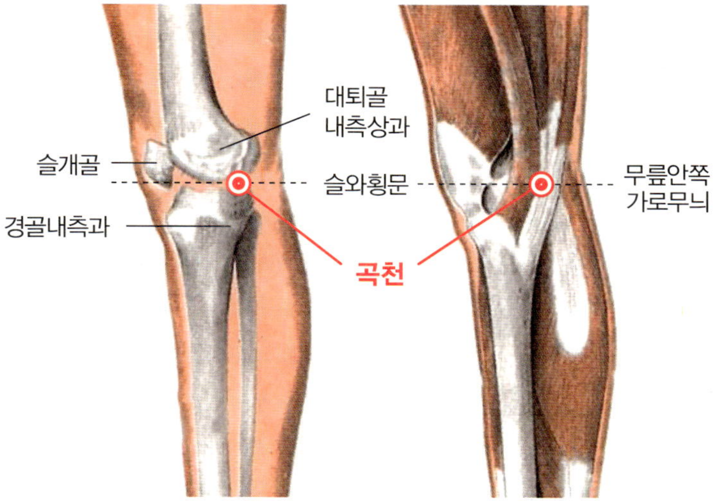


# 곡천 曲泉

## 혈자리

무릎을 구부린 상태에서 무릎횡문의 안쪽(내측)에 주름이 잡힌 곳으로 움푹 들어간 부위이다. 무릎을 완전히 구부린 상태에서 무릎횡문이 끝나는 곳이다.

## 핵심질환

무릎관절통, 전립선염, 신염, 요도염, 방광염, 자궁탈수 등이다.

## 주요효능

- 소변과 관련된 질환 및 무릎관절 질환에 명혈이다.
- 부인들의 비대해지는 증상을 치료하기 위하여 체중을 감량할 때 이뇨작용을 활성화 시키는 혈이다.

## 적용근육

대내전근, 반건양근, 반막양근, 대퇴이두근 등이다.

## 진단

- 무릎관절 통증은 안쪽무릎 통증과 바깥쪽무릎 통증으로 구분된다. 안쪽 무릎 통증일 때 곡천을 취혈하고, 바깥쪽무릎 통증일 때 슬양관을 취혈한다.
- 무릎관절통이 허리병(요통)에서 생길 때는 위중을 취혈한다.

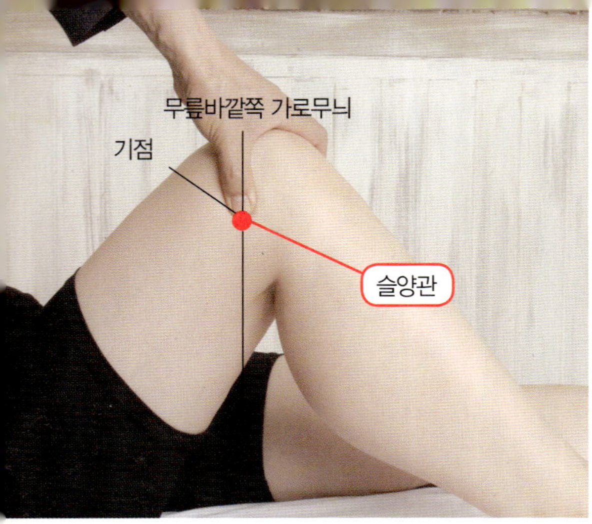


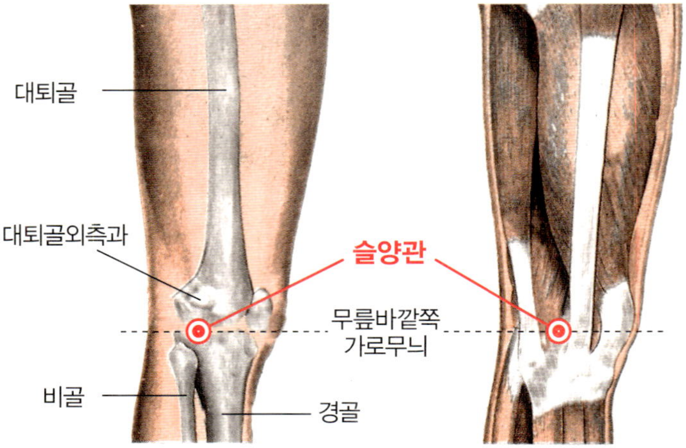


# 슬양관 膝陽關

## 혈자리

무릎을 굽혔을 때 무릎관절외측 중앙 아래 움푹 들어간 부위이다.

## 핵심질환

무릎관절통, 무릎관절 굴신장애, 하지마비, 각기 등이다.

## 주요효능

무릎을 구부리거나 펼 때 무릎에 통증이 심하여 보행이 어려울 때, 무릎이 시리고 통증이 있을 때, 적용한다.

## 적용근육

대퇴이두근, 장경인대 등이다.

## 진단

무릎관절 통증은 안쪽무릎 통증과 바깥무릎 통증으로 구분한다. 안쪽무릎 통증은 곡천을 눌러 취혈하고 바깥쪽무릎 통증은 슬양관을 눌러 취혈한다.

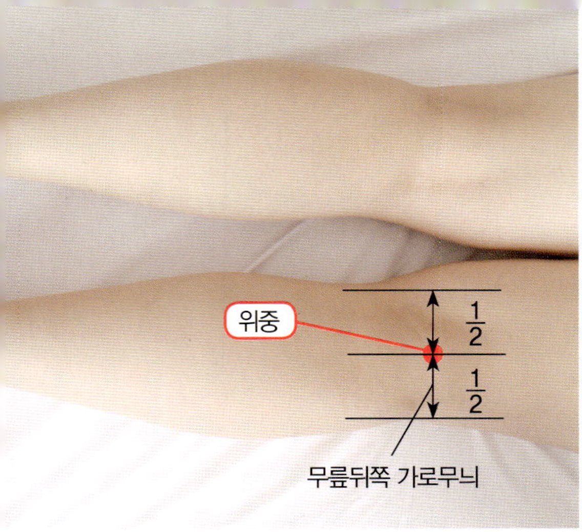


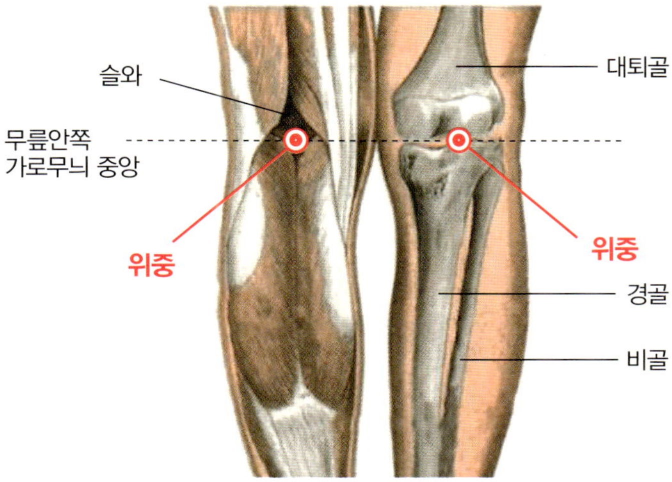


# 위중 委中

## 혈자리

무릎의 안쪽에 있는 가로무늬(橫紋) 가운데에 위치한 부위이다.

## 핵심질환

요배통, 좌골신경통, 무릎관절통, 비복근 경련 등이다.

## 주요효능

- 허리와 등부위에 이상으로 통증이 있을 때 명혈이다.
- 위중의 주요 효능은 요통과 허리 질환이 원인으로 생긴 무릎관절통 치료이다.
- 오금의 정중앙 오목하고 구부러진 곳에 있으며, 발의 통증을 제거하는 혈이다.

## 적용근육

슬와근 등이다.

## 진단

허리가 아프면서 동시에 무릎관절에 통증이 있을 때, 좌측과 우측의 위중을 눌러 그 통증 반응을 통해 허리의 아픈 쪽 다리와 통증의 상태를 확인한다.

# 소화불량

1. 족삼리
2. 중완
3. 천추

# 소화불량 消化不良

## 원인 및 증상

- 소화불량은 소화기 계통의 병으로써 과음, 과식, 과로, 및 상한 음식 섭취 등으로 발생한다.
- 소화불량은 소화기관의 기능장애와 관련하여 주로 상복부 중앙에 생기는 소화장애 증세를 말한다. 속쓰림, 조기 포만감, 상복부 팽만감, 구역질 등의 증상이 나타난다.
- 소화불량 치료의 기본혈은 족삼리이고, 보조혈은 중완, 천추이다.

## * 소화불량의 특효 치료혈

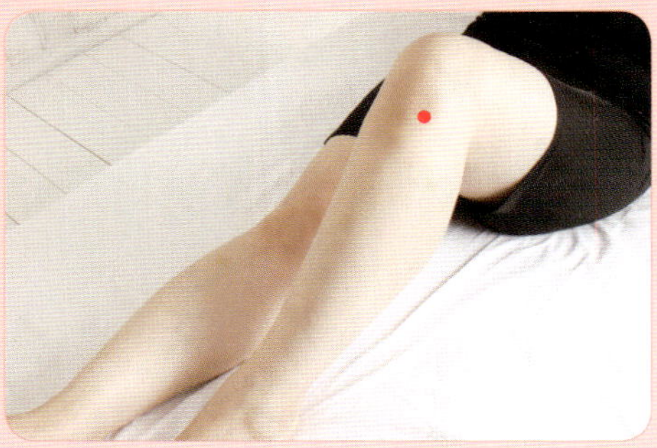

**족삼리(足三里)**
무릎관절 바깥쪽에 움푹 들어간 곳(외슬안)과 바깥쪽 아래에 튀어나온 뼈(비골두)와 삼각형이 되는 지점

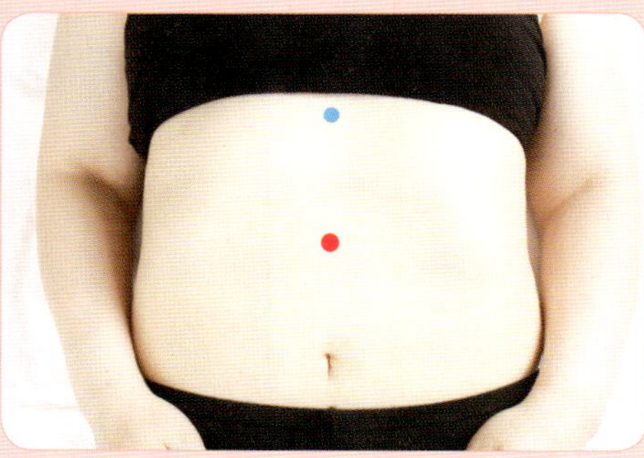

**중완(中脘)**
바로 누워서 가슴뼈(흉골)의 아래 부분에 움푹 들어간 곳(기골)과 배꼽과의 중간 지점, 배꼽 위 4촌

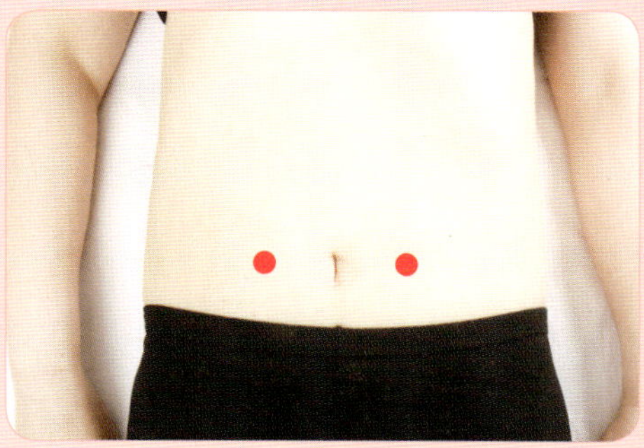

**천추(天樞)**
바로 누워서 배꼽 좌우양측에 2촌 지점

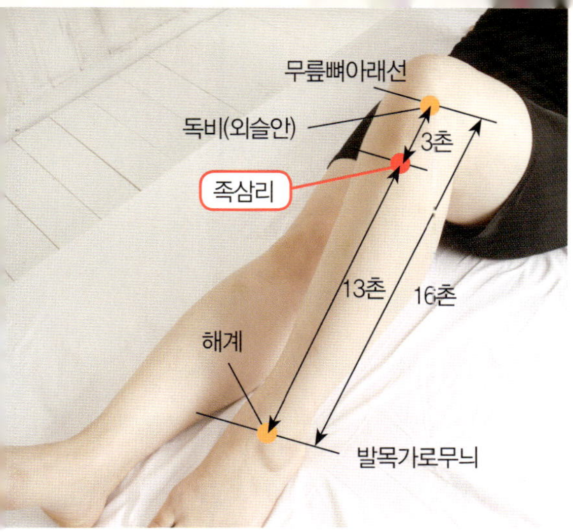

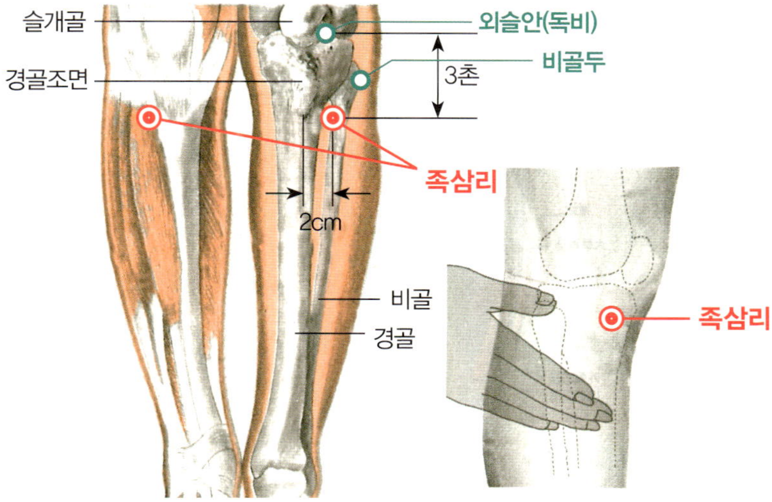


# 족삼리 足三里

## 혈자리

- 무릎관절 바깥쪽에 움푹 들어간 부위인 외슬안과 무릎 바깥쪽 아래에 튀어나온 뼈인 비골두와 삼각형이 되는 부위이다.
- 검지로 경골을 따라 손가락으로 밀어 올라갈 때, 오목하게 들어간 부위에서 바깥쪽 1촌의 브위이다.

## 핵심질환

급 · 만성위염, 급 · 만성장염, 소화불량, 위궤양, 고혈압, 당뇨병 등이며 각종 질환에 넓게 사용된다.

## 주요효능

만성병에 효과가 좋고, 무병장수의 혈이다. 족삼리는 열을 내려주는 작용을 하므로 축농증 등 콧병에도 효과가 뛰어나다.

## 진단

소화기 질환에서 급성일 때는 왼쪽 족삼리에서 약간 단단한 것이 느껴지고, 심할 경우에는 양쪽 족삼리에 나타난다.

* 운동요법에 관한 내용은 147페이지 참조

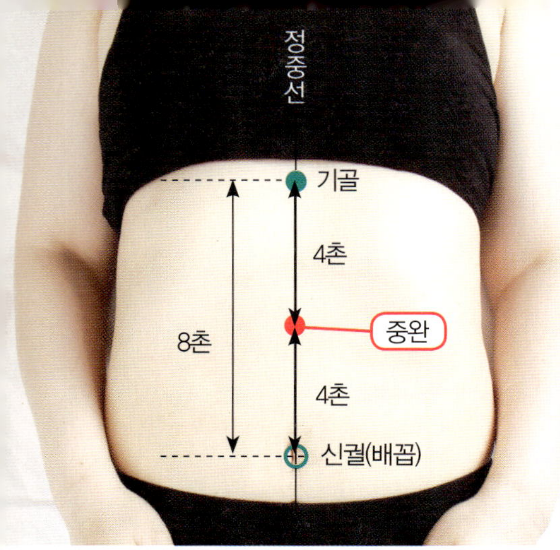

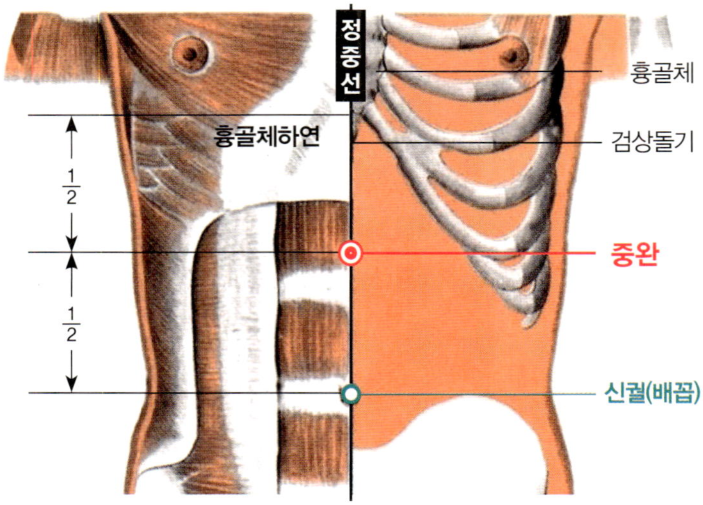


# 중완 中脘

## 혈자리

중완은 바로 누운 자세에서, 가슴뼈(흉골)의 끝 부위에 움푹 들어간 부위인 기골과 배꼽과의 중간 부위이다. 배꼽에서 흉골 방향으로 4촌부위이다.

## 핵심질환

소화불량, 복통, 위염, 위궤양, 위하수, 구토, 변비, 설사 등이다.

## 주요효능

- 중완은 위를 치료하는 대표혈이며, 당뇨병의 치료와 정력증강에 효과적이다.
- 위의 모혈로서, 위장병의 필수혈이며 기본혈이다. 또한 중초의 대표혈로 소화기 질환에 효과가 탁월하다.

## 진단

초기나 급성인 경우에는 통증이 중완의 위쪽 방향으로 나타나고, 만성인 경우에는 통증이 중완의 아래쪽 방향으로 나타난다.

## 수기운동요법

- 시술자는 양쪽 엄지손가락을 모아 중완이 자극되도록 약간 세게 누르면서 급성인 경우에는 시계반대방향으로 돌리고, 만성인 경우에는 시계방향으로 살살 돌리면서 3~5분 동안 중완을 자극한다.

＊ 시술자가 중완을 누를 때, 피시술자의 통증 상태를 확인하면서 피시술자가 통증을 받아들일 수 있도록 적당하게 누른다.

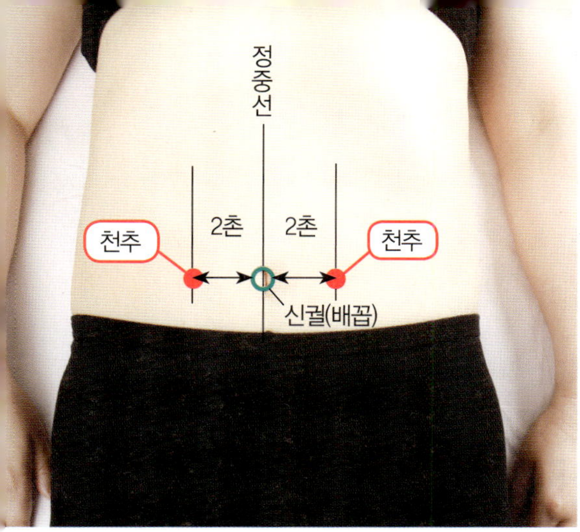


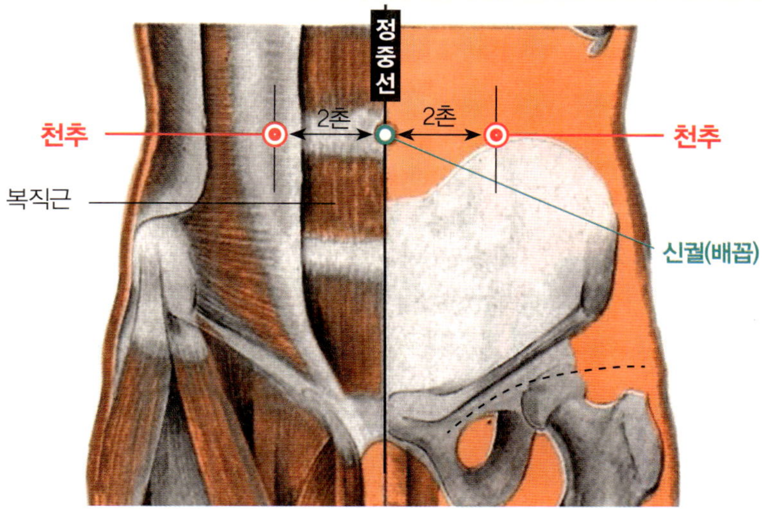


# 천추 天樞

## 혈자리

바로 누운 자세에서 배꼽 좌우 양측에 2촌되는 부위이다.

## 핵심질환

복통, 설사, 변비, 급 · 만성장염, 급 · 만성위염, 장마비 등이다.

## 주요효능

- 대장질환의 특효혈로서 소화기계 질환에 효과가 좋다.
- 기사회생에는 중완(위의 모혈), 관원(소장의 모혈), 천추(대장의 모혈) 네 곳을 치료한다.

## 진단

- 대장과 관련된 질환이 있을 경우에 양측 천추를 누르면 약간 단단한 것이 느껴진다.
- 천추의 좌측과 우측의 통증을 비교하여 아픈 쪽의 천추를 진단한다.

## 수기운동요법

- 시술자는 양쪽 엄지손가락을 모아 천추가 자극되도록 약간 세게 누르면서 급성인 경우에는 시계반대방향으로 돌리고, 만성인 경우에는 시계방향으로 살살 돌리면서 3~5분 동안 천추를 자극한다.

  * 시술자가 천추를 누를 때, 피시술자의 통증 상태를 확인하면서 피시술자가 통증을 받아들일 수 있도록 적당하게 누른다.

# 복통

1. 양구
2. 족삼리
3. 천추

# 복통 腹痛

## 원인 및 증상

- 복통은 복부 장기에 생기는 질환이다. 복통은 질병에 의하여 생길 수도 있으나 대개 과식하거나 상한 음식을 먹었을 때 발생한다.
- 복통은 통증 부위에 따라 아픔의 성질, 세기, 시간 등이 다르게 나타난다. 복부 통증의 공통적 특징은 통증이 심하게 나타나는 것이다.
- 복통 치료의 기본혈은 양구이며, 보조혈은 족삼리와 천추이다.

## * 복통의 특효 치료혈

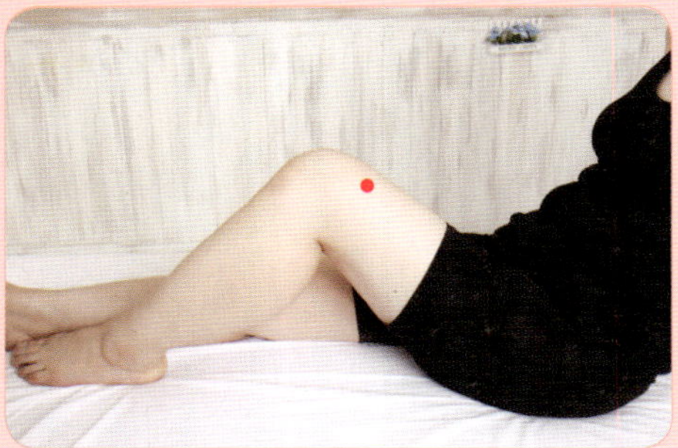

**양구(梁丘)**
무릎관절 바깥쪽 상방 2촌, 눌러보면 가느다란 힘줄이 있는 듯 느껴지는 곳

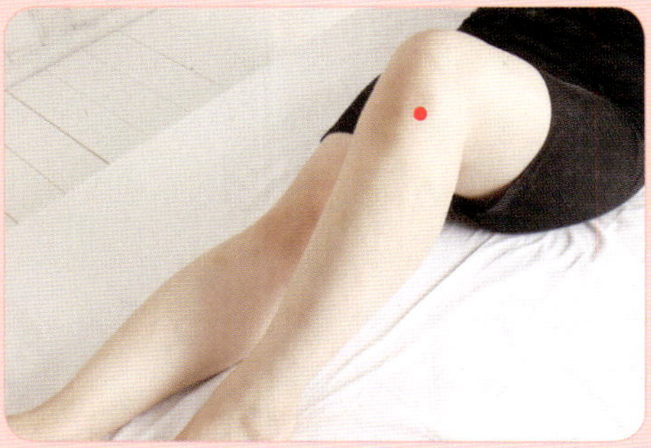

**족삼리(足三里)**
무릎관절 바깥쪽에 움푹 들어간 곳(외슬안)과 바깥쪽 아래에 튀어나온 뼈(비골두)와 삼각형이 되는 지점

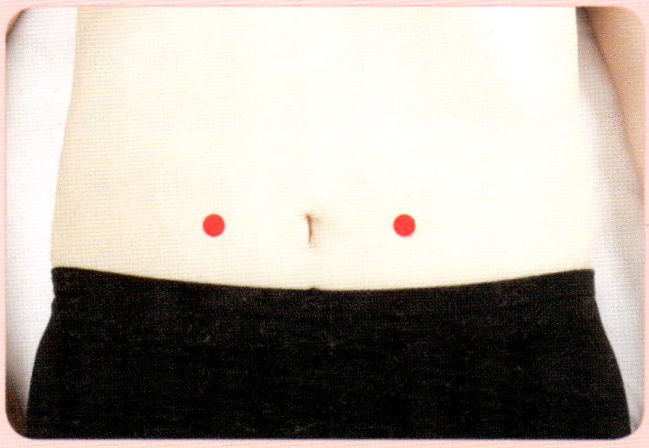

**천추(天樞)**
바로 누워서 배꼽 좌우양측에 2촌 지점

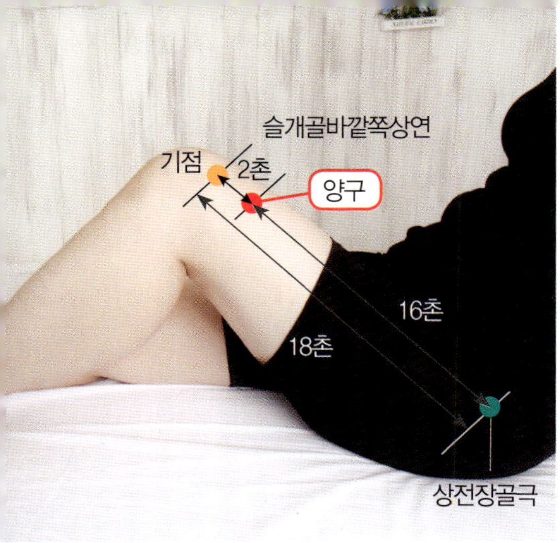


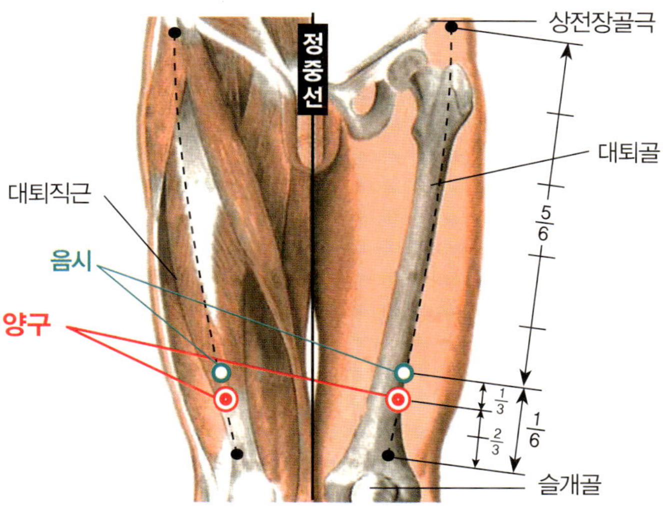


# 양구 梁丘

## 혈자리

- 무릎을 쭉 편 상태에서, 무릎관절 바깥쪽 상방 2촌 부위가 양구이다. 양구를 누르면 가느다란 힘줄이 있는 것을 미세하게 느낄 수 있다.
- 무릎을 약 100℃ 굽히고 약지에서 검지까지 횡문선을 슬개골 중앙에 일치시킨 후 다리의 외측으로 검지손가락이 끝나는 내측 부위이다.

## 핵심질환

복통, 위염, 위통, 무릎관절통, 설사 등이다.

## 주요효능

복통, 특히 위경련 발작시와 설사에도 효과가 뛰어나다. 또한 족요슬병과 반신불수에도 보조치료로 효과적이다.

## 진단

복통이 심할 때 양구를 누르면 손가락에 근육이 뭉친 것이 느껴진다. 이 뭉친 근육을 풀어주면 통증이 사라지게 된다.

* 양구혈 운동요법에 관한 내용은 148페이지 참조

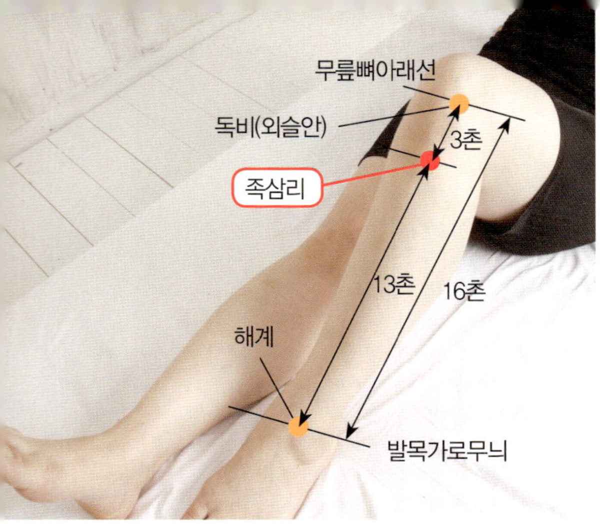


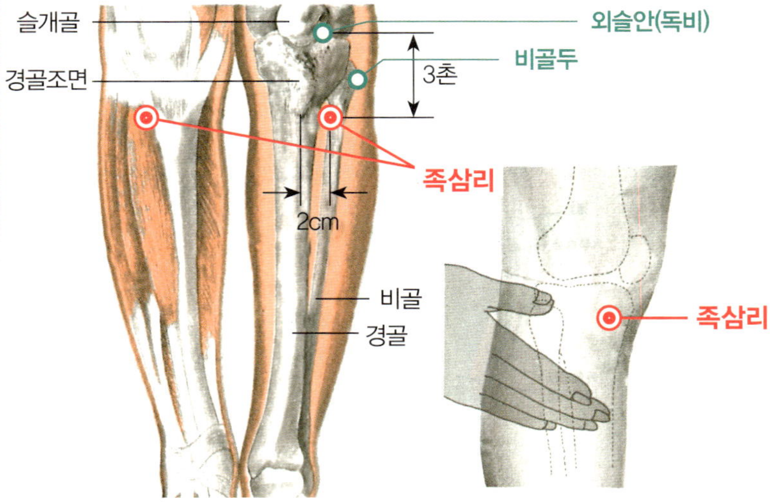


# 족삼리 足三里

## 혈자리

- 무릎관절 바깥쪽에 움푹 들어간 부위인 외슬안과 무릎 바깥쪽 아래에 튀어나온 뼈인 비골두와 삼각형이 되는 부위이다.
- 검지로 경골을 따라 손가락으로 밀어 올라갈 때, 오목하게 들어간 부위에서 바깥쪽 1촌의 부위이다.

## 핵심질환

급·만성위염, 급·만성장염, 소화불량, 위궤양, 고혈압, 당뇨병 등이며 각종 질환에 넓게 사용된다.

## 주요효능

만성병에 효과가 좋고, 무병장수의 혈이다. 족삼리는 열을 내려주는 작용을 하므로 축농증 등 콧병에도 효과가 뛰어나다.

## 진단

소화기 질환에서 급성일 때는 왼쪽 족삼리에서 약간 단단한 것이 느껴지고, 심할 경우에는 양쪽 족삼리에 나타난다.

* 족삼리 운동요법에 관한 내용은 147페이지 참조

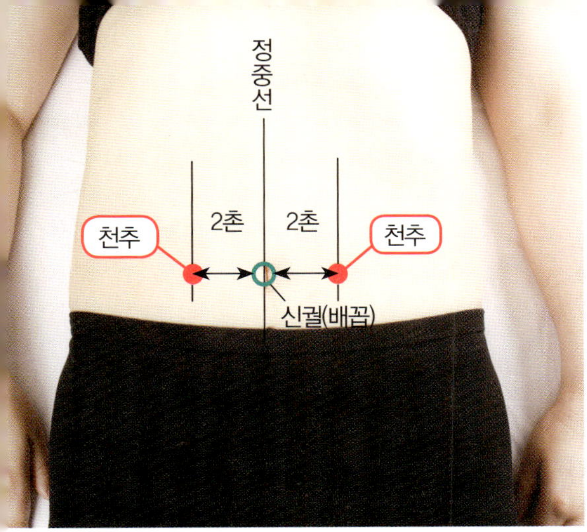


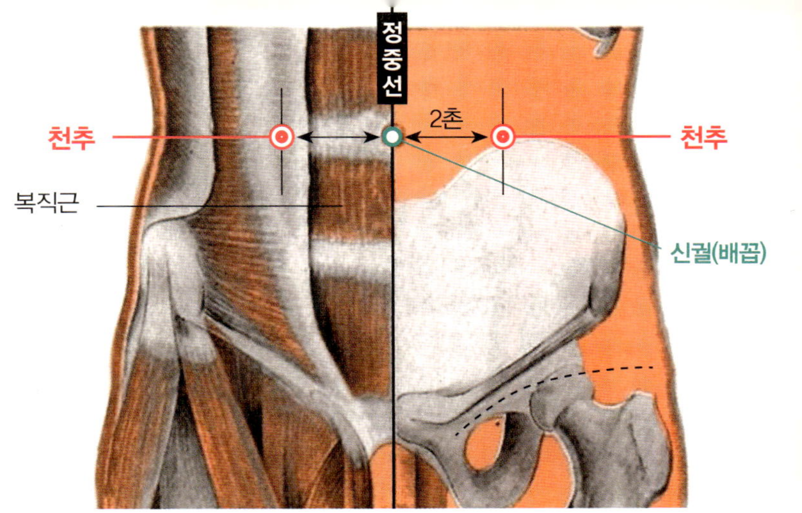


# 천추 天樞

## 혈자리

바로 누운 자세에서 배꼽 좌우양측에 2촌 되는 부위이다.

## 핵심질환

복통, 설사, 변비, 급 · 만성장염, 급 · 만성위염, 장마비 등이다.

## 주요효능

- 대장질환의 특효혈로서 소화기계 질환에 효과가 좋다.
- 기사회생에는 중완(위의 모혈), 관원(소장의 모혈), 천추(대장의 모혈) 네 곳을 치료한다.

## 진단

- 대장에 관련된 질환이 있을 경우에는 양측에 천추을 누르면 약간 단단한 것이 느껴진다.
- 천추의 좌측과 우측의 통증 정도에 따라 아픈 곳과 부위를 진단한다.

## 수기운동요법

- 시술자는 양쪽 엄지손가락을 모아 천추가 자극되도록 약간 세게 누르면서 급성인 경우에는 시계반대방향으로 돌리고, 만성인 경우에는 시계방향으로 살살 돌리면서 3~5분 동안 천추를 자극한다.

  * 시술자가 천추를 눌러 자극할 때, 피시술자의 통증 상태를 확인하면서 피시술자가 통증을 받아들일 수 있도록 적당하게 누른다.

# 감기
# (비염 포함)

1. 공최
2. 족삼리
3. 열결

# 감기 感冒

## 원인 및 증상

- 감기란 바이러스에 의해 코와 목 부분을 포함한 상부 호흡기계의 감염 증상을 말한다.
- 주요증상은 콧물, 코막힘, 재채기, 기침, 몸살, 목의 통증, 발열, 두통 등이다. 일반적으로 감기는 급성으로 발병하여 4~5일 지속되다가 2주일을 전후하여 낫는다. 그러나 최근에는 1개월 이상 지속되는 경우가 많이 생긴다.
- 감기 치료의 기본혈은 공최이며, 보조혈은 족삼리, 열결이다.

## * 감기의 특효 치료혈

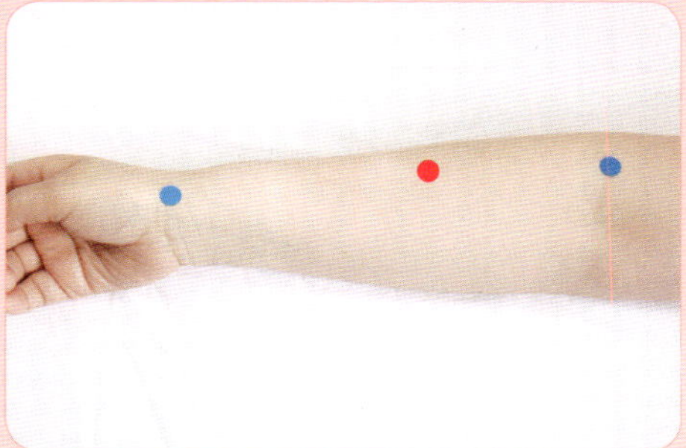

**공최(孔最)**
손목관절 엄지손가락(요골) 방향으로 팔꿈치관절 외측 척택혈 하방 5촌이나, 손목관절 외측 태연혈 상방 7촌 부위

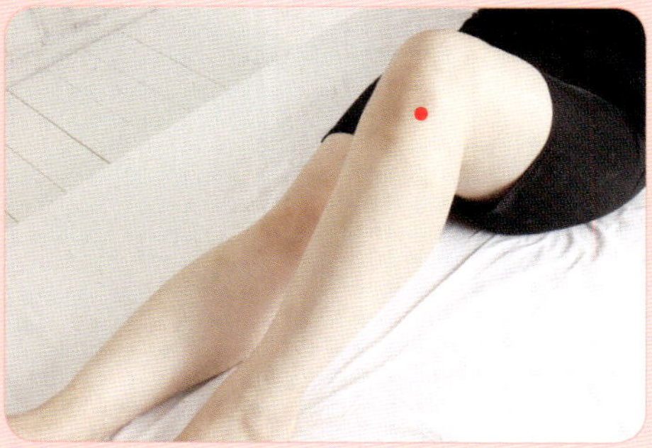

**족삼리(足三里)**
무릎관절 바깥쪽에 움푹 들어간 곳(외슬안)과 바깥쪽 아래에 튀어나온 뼈(비골두)와 삼각형이 되는 지점

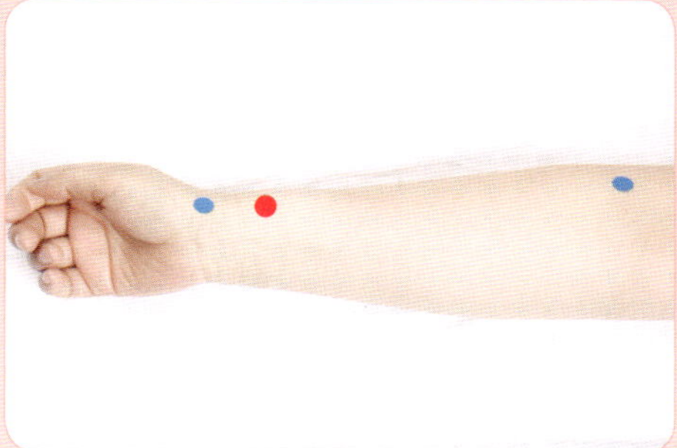

**열결(列缺)**
열결은 엄지손가락 방향의 손목 가로선 끝부위인 태연에서 상방 1.5촌 되는 부위

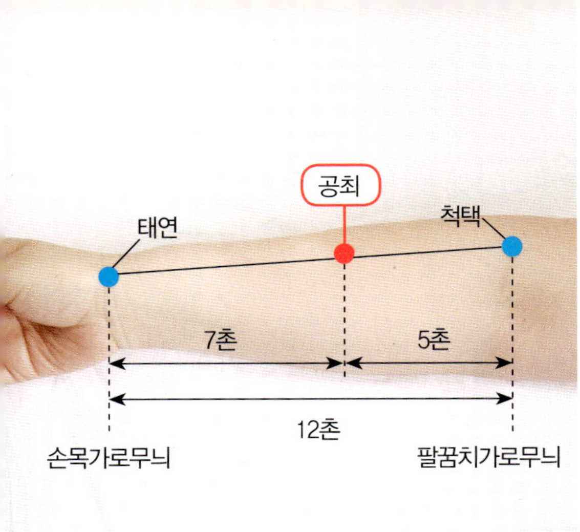


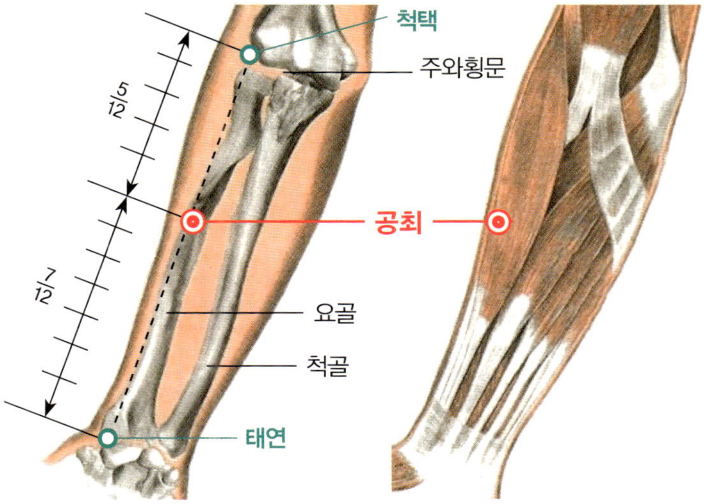


# 공최 孔最

## 혈자리

- 공최는 엄지손가락 방향의 손목가로선 끝 부위인 태연에서 팔꿈치관절 외측 부위인 척택 방향으로 7촌되는 부위이다.
- 공최는 태연에서 척택의 12분의 7되는 부위이다.

## 핵심질환

초기감기를 예방하고 치료하는 혈이다. 비염, 치질, 편도선염, 기관지염, 해수, 코골이, 인후염, 주비통 등이다.

## 주요효능

목구멍이 부었을 때 효과가 탁월하며, 치질 및 급성호흡기 질환에도 매우 효과적이다.

## 진단

- 폐에 관련된 급성질환과 최근에 발생한 폐질환시 우측 공최를 누르면 통증이 있다.
- 만성폐질환이 오래 지속된 경우에는 좌측 공최에도 통증이 나타난다.

## 수기운동요법

- 시술자는 엄지손가락으로 공최가 자극되도록 약간 세게 누른다. 피시술자는 손목을 최대한 뒤로 젖히거나 앞으로 숙이는 것을 3~5회 반복하여 시행한다.

  * 시술자가 공최를 눌러 자극할 때, 피시술자의 통증 상태를 확인하면서 피시술자가 통증을 받아들일 수 있도록 적당하게 누른다.

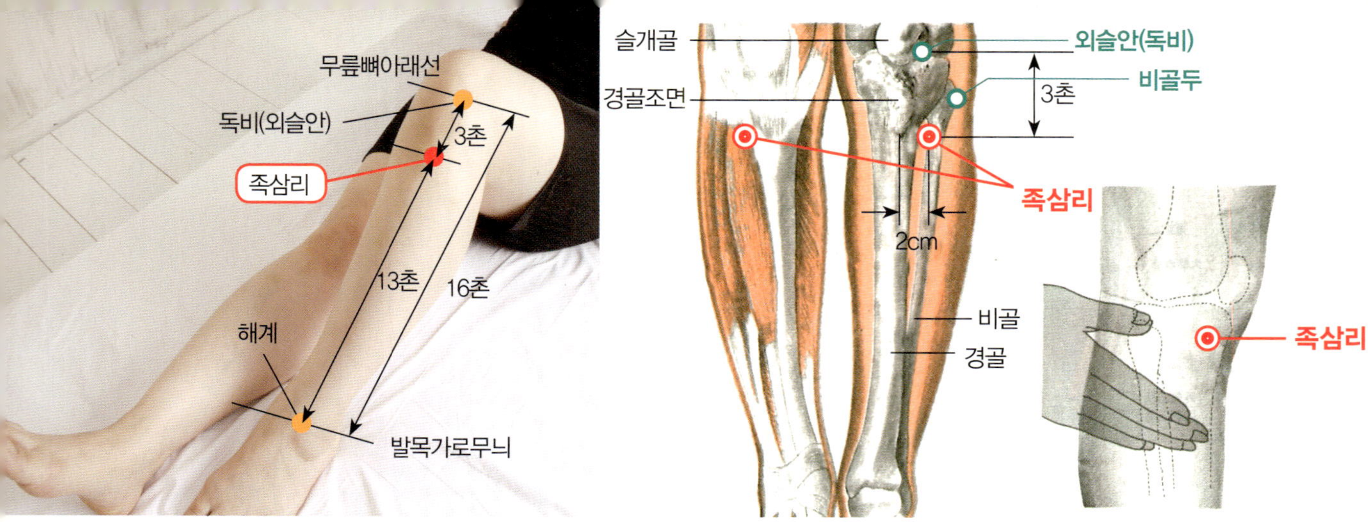


# 족삼리 足三里

## 혈자리

- 무릎관절 바깥쪽에 움푹 들어간 부위인 외슬안과 무릎 바깥쪽 아래에 튀어나온 뼈인 비골두와 삼각형이 되는 부위이다.
- 검지로 경골을 따라 손가락으로 밀어 올라갈 때, 오목하게 들어간 부위에서 바깥쪽 1촌의 부위이다.

## 핵심질환

급 · 만성위염, 급 · 만성장염, 소화불량, 위궤양, 고혈압, 당뇨병 등이며 각종 질환에 넓게 사용된다.

## 주요효능

만성병에 효과가 좋고, 무병장수의 혈이다. 족삼리는 열을 내려주는 작용을 하므로 축농증 등 콧병에도 효과가 뛰어나다.

## 진단

소화기 질환에서 급성일 때는 왼쪽 족삼리에서 약간 단단한 것이 느껴지고, 심할 경우에는 양쪽 족삼리에 나타난다.

* 족삼리 운동요법에 관한 내용은 147페이지 참조

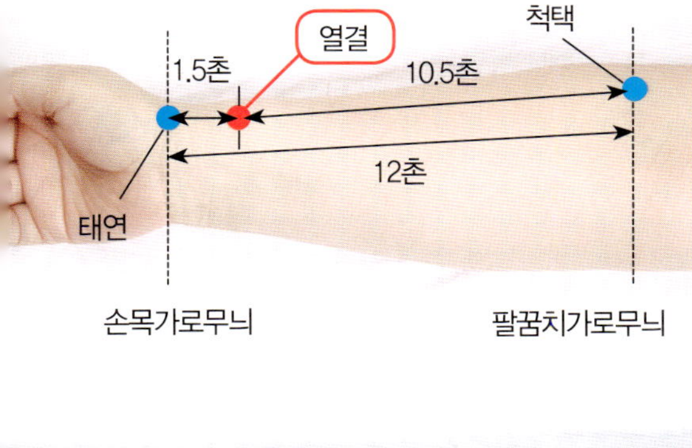


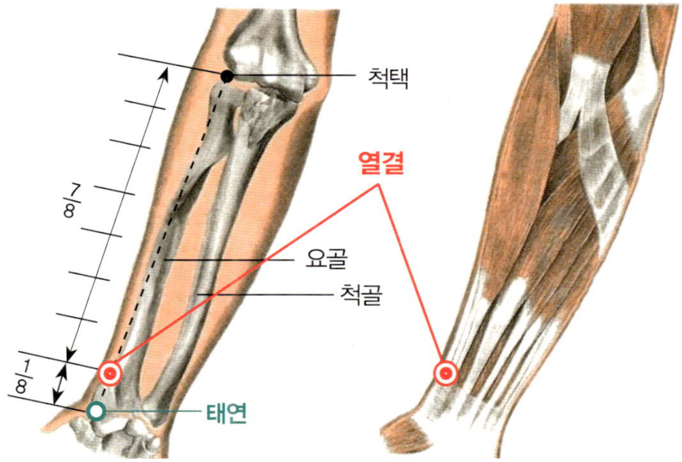


# 열결 列缺

## 혈자리

- 열결은 엄지손가락 방향의 손목가로선 끝 부위인 태연에서 상방 1.5촌 되는 부위이다.
- 양손의 엄지와 검지를 교차했을 때 검지의 끝이 닿는 부위이다.

## 핵심질환

비염, 두항강통, 기관지염, 해수, 안면신경마비, 상지마비 등이다.

## 주요효능

코가 막히거나 상지가 마비되는 증상을 치료하며, 만성적인 호흡기질환의 주치료혈이다.

## 수기운동요법

- 시술자는 엄지손가락으로 열결이 자극되도록 약간 세게 누른다. 피시술자는 손목을 최대한 뒤로 젖히거나 앞으로 숙이는 것을 3~5회 반복하여 시행한다.

  * 시술자가 열결을 눌러 자극할 때, 피시술자의 통증 상태를 확인하면서 피시술자가 통증을 받아들일 수 있도록 적당하게 누른다.

# 두통

1. 풍지
2. 태양
3. 태충

# 두통 頭痛

## 원인 및 증상

- 두통은 스트레스나, 과도한 운전과 컴퓨터 사용으로 인하여 목주위의 근육이 긴장되어 발생한다. 대부분 신경을 많이 쓰거나 스트레스를 심하게 받는 경우에 생긴다. 특히 여자에게 더 잘 생기며, 20~40대 여성에서 많이 발생한다.
- 지속적인 통증이 띠 모양으로 나타난다. 주로 옆머리 · 앞머리 · 머리꼭대기 · 뒷머리 · 목 · 어깨근육 부위에 나타난다. 심리적인 스트레스를 많이 받으면 두통이 더욱 심해진다. 아침에는 편안하다가도 오후가 되면 심해지고 저녁에는 구토 증상이 나타나기도 한다.
- 두통을 치료할 때의 기본혈은 풍지이며, 보조혈은 태양과 태충이다.

## * 두통의 특효 치료혈

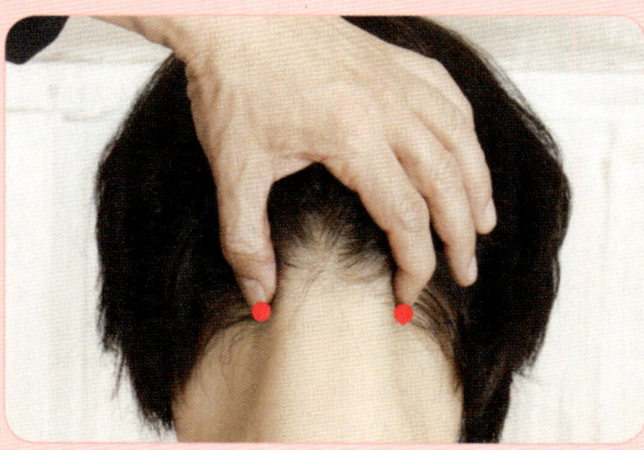

**풍지(風池)**
목뒤의 승모근과 흉쇄유돌근 사이에 움푹 들어간 후두골하단 부위

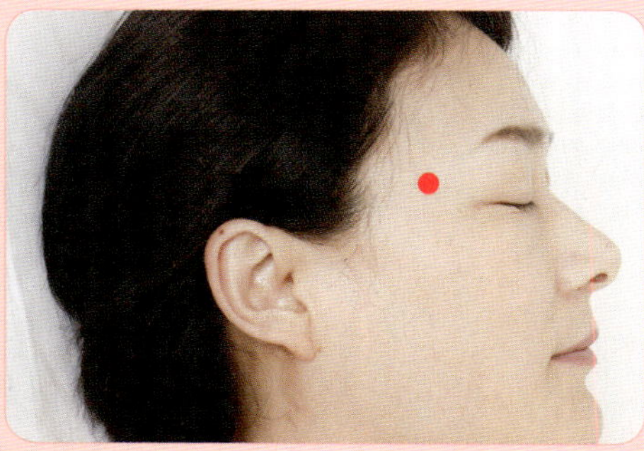

**태양(太陽)**
눈썹의 외측 끝부분과 눈의 바깥쪽 끝부분과의 중앙에서 후방으로 약 1촌의 움푹 들어간 곳

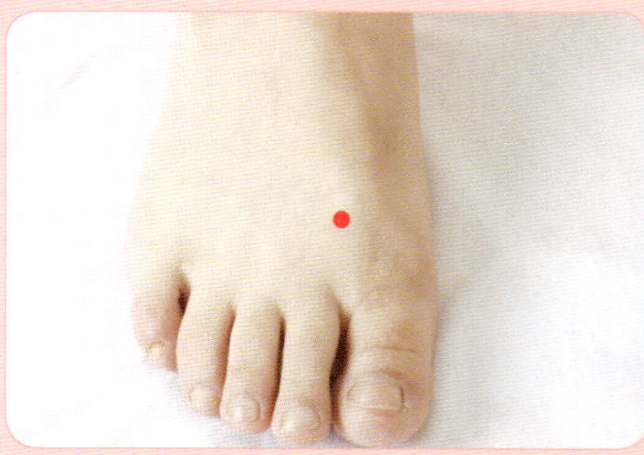

**태충(太衝)**
바로 누워서 제1, 제 2중족골저가 좌우에서 접근하여 만드는 관절부로 중족골의 앞부분에 움푹 들어간 곳

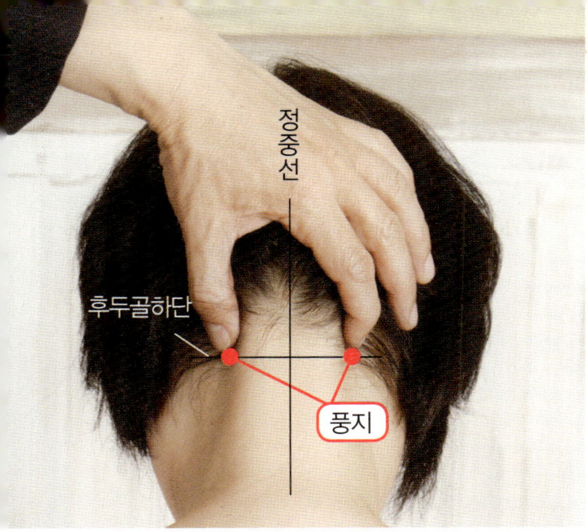


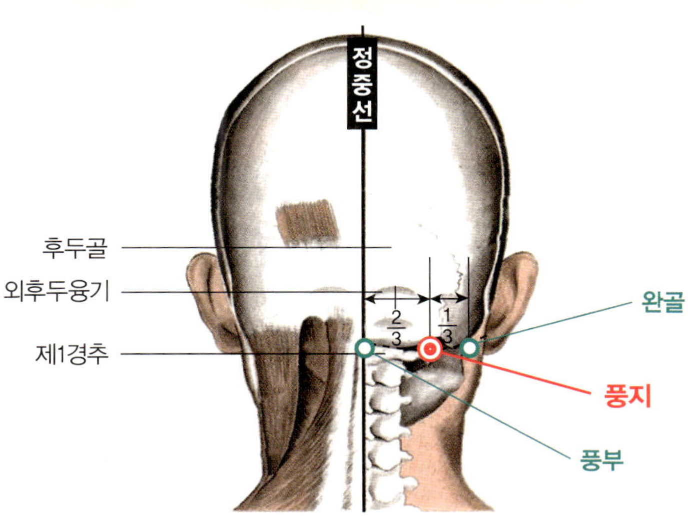


## 풍지 風池

### 혈자리

- 후두부 정중선상 후두골 아래 끝 부위인 풍부와 완골을 3등분하여 풍부에서 3분의 2부위, 완골에서 3분의 1부위이다.
- 목뒤의 승모근과 흉쇄유돌근 사이에 움푹 들어간 곳으로 아래에서 위로 밀어 올렸을 때 후두골하단이 닿는 곳이다.

### 핵심질환

두통, 감기, 두훈, 항강통, 안질환, 고혈압, 이명, 편마비, 뇌질환 등이다.

### 주요효능

- 사기(邪氣)가 이곳으로 들어가 체류하는 곳이며, 중풍과 풍사의 주치혈이다.
- 두통 및 머리와 관계된 각종 질병과 눈병 치료의 명혈이다.

### 진단

좌측과 우측의 풍지를 진단하여 통증부위를 확인한다. 풍지가 부드러우며 통증이 있으면 급성이고, 단단하게 굳어있으면 만성이다.

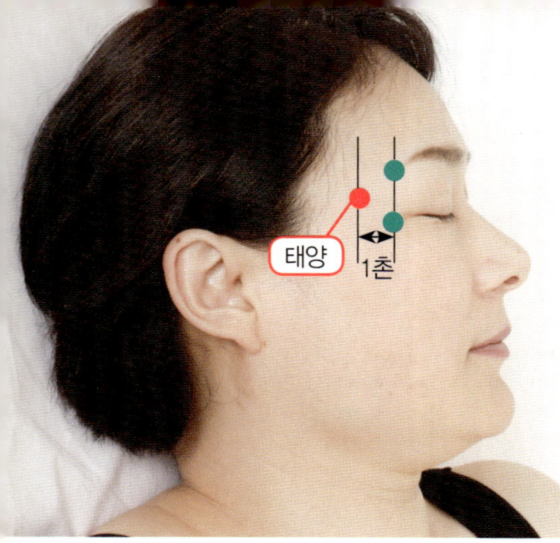


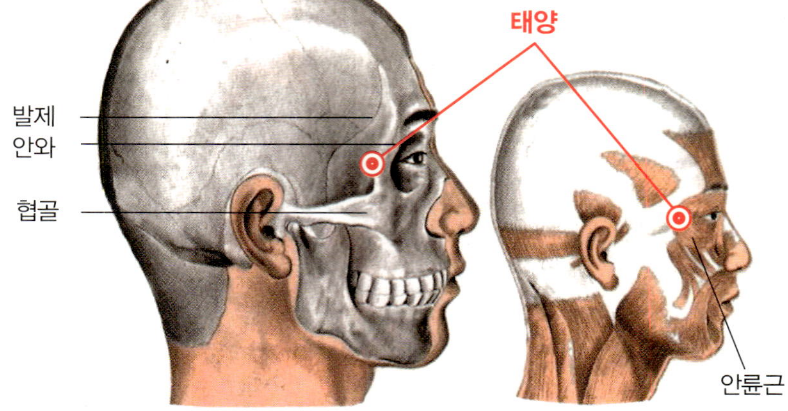


# 태양 太陽

## 혈자리

눈썹의 외측 끝부분과 눈의 바깥쪽 끝부분과의 중앙에서 후방으로 약 1촌의 움푹 들어간 부위이다.

## 핵심질환

두통, 편두통, 안면신경마비, 삼차신경통, 안질환 등이다.

## 주요효능

- 경외기혈로서 특히 두통 및 편두통 치료에 탁월한 효과가 있다.
- 눈과 관련된 각종 질환에 효과가 좋다.

## 진단

엄지손가락으로 태양혈의 양쪽을 눌러보아 통증을 많이 느끼는 쪽이 두통이 심한 쪽이다.

## 수기운동요법

- 시술자는 엄지손가락으로 태양이 자극되도록 약간 세게 누르면서 살살 돌린다. 3~5분 동안 반복하여 실행한다.

  * 시술자가 태양을 눌러 자극할 때, 피시술자의 통증 상태를 확인하면서 피시술자가 통증을 받아들일 수 있도록 적당하게 누른다.

---

**경외기혈** 십사 경락에 속하지 않는 혈

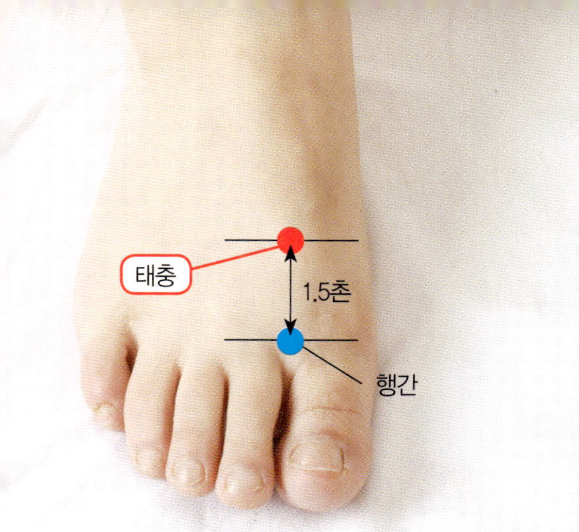


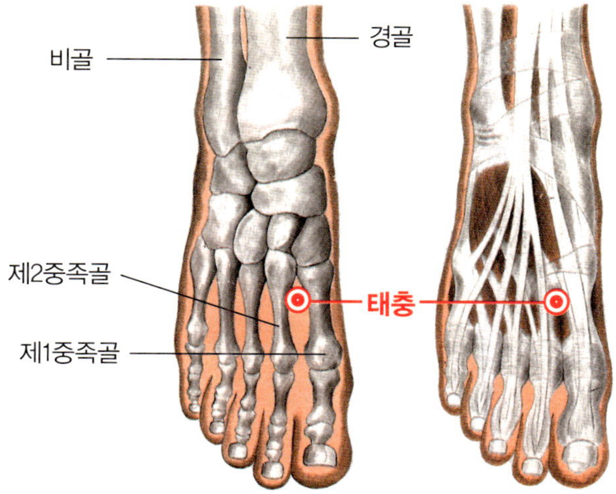


# 태충 太衝

## 혈자리

- 발등의 제1중족골과 제2중족골 사이에서 취혈한다. 첫째발가락과 둘째발가락 접합부에서 위쪽으로 1.5촌 부위이다.
- 태충은 손끝으로 누르면 움푹 들어간다.

## 핵심질환

두통, 현훈, 고혈압, 월경부조, 불면, 간염, 사지관절의 산통, 시력유지 등이다.

## 주요효능

- 손의 합곡과 함께 사관혈이며, 모든 체증(滯症)에 적용한다.
- 합곡은 흉부 이하, 태충은 복부 이하에 효과가 뛰어나며, 간경의 원혈이다.

## 진단

- 간에 관련된 질환이 급성이거나 최근에 발생한 간질환에는 우측 태충을 누르면 통증이 있다.
- 만성병이거나 간질환이 오래된 경우에는 좌측 태충에도 통증이 나타난다.

## 수기운동요법

- 시술자는 엄지손가락으로 태충이 자극되도록 약간 세게 누르면서 살살 돌린다. 3~5분 동안 반복하여 시행한다.

  ＊ 시술자가 태충을 눌러 자극할 때, 피시술자의 통증 상태를 확인하면서 피시술자가 통증을 받아들일 수 있도록 적당하게 누른다.

# 심장병
# (스트레스 포함)

1. 내관
2. 거궐
3. 신문

# 심장병 心臟病

## 원인 및 증상

- 심장병은 주로 협심증이나 심근경색의 형태로 발생한다. 이러한 질환들은 혈액중에 콜레스테롤과 지방산 등이 많아지면서 이들이 심장의 관상동맥혈관에 달라붙는다. 이때 이를 방어하기 위해 각종 증상이 발생한다.
- 심장병 증상에서 가장 많은 증상을 호소하는 것이 가슴통증이다. 이러한 가슴통증은 명치, 왼쪽 가슴, 오른쪽 가슴 등 다양한 부위에서 나타나며 따끔거림, 타는 것 같은 느낌, 짓누르는 느낌 등의 다양한 증상을 호소한다.
- 이 외에도 가슴두근거림(심계항진), 호흡곤란(숨찬증상), 어지러움, 만성피로 등의 증상이 나타난다.
- 심장병을 치료할 때의 기본혈은 내관이며, 보조혈은 거궐, 신문이다.

## * 심장병의 특효 치료혈

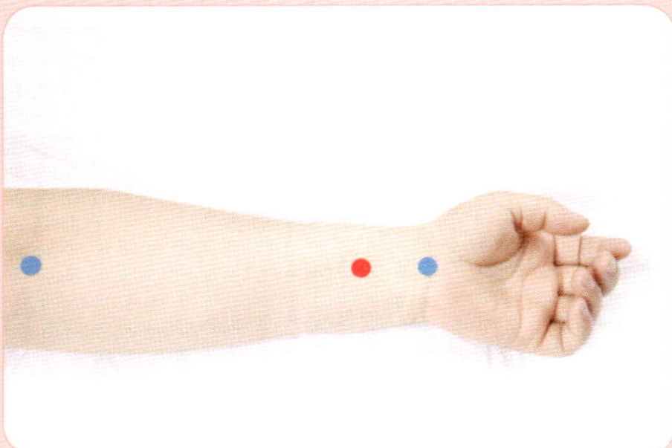

**내관(內關)**
손바닥을 위로하여 손목횡문 정중앙의 위쪽으로 2촌 지점, 양근(兩筋)의 사이

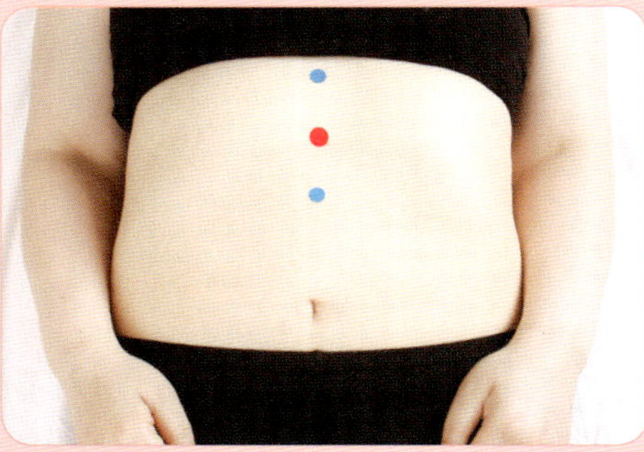

**거궐(巨闕)**
바른 자세로 누워 가슴뼈(흉골) 끝 부위에서 배꼽방향으로 2촌 부위

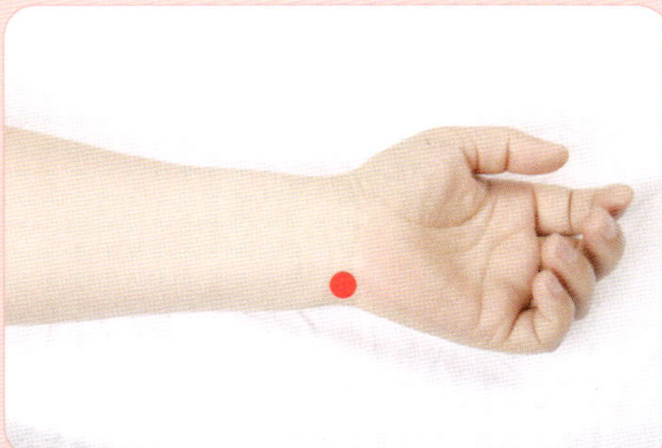

**신문(神門)**
손바닥을 위로 폈을 때 새끼손가락 방향의 손목 가로무늬의 끝 부위

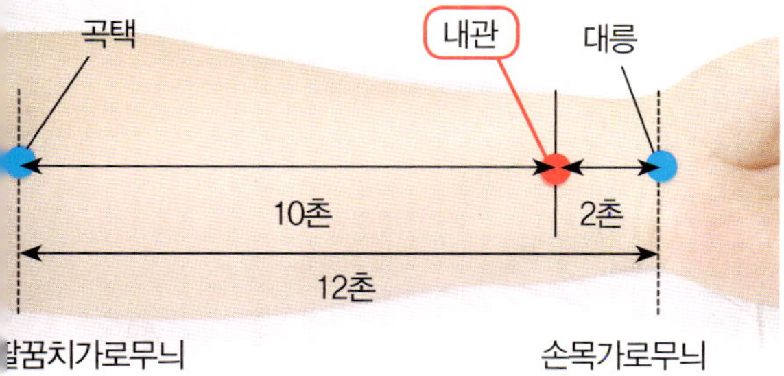


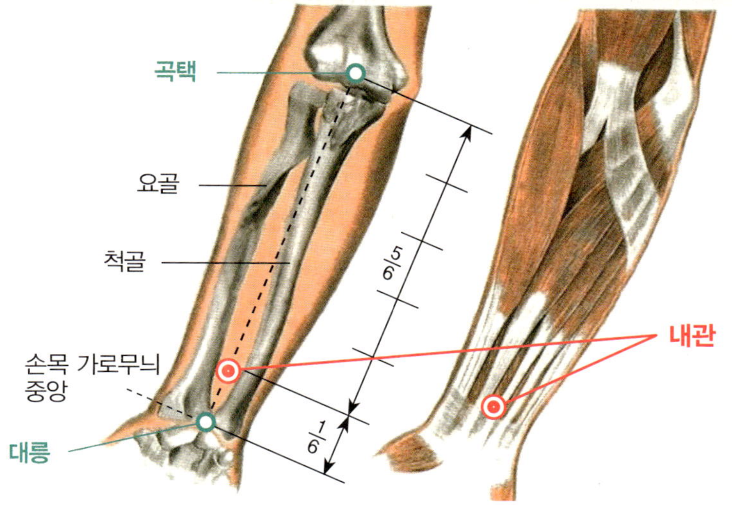


# 내관 內關

## 혈자리

그림처럼 손바닥을 위로 하여 손목 가로선 정중앙부위인 대릉에서 위쪽으로 2촌의 부위이다.

## 핵심질환

풍습성심장병, 협심증, 흉통, 심계, 위통, 갑상선기능항진증, 횡격막경련 등이다.

## 주요효능

모든 가슴통증에 효능이 좋다. 팔의 정중신경통 및 2, 3, 4, 5번 손가락을 굽히지 못할 때 효과적이다.

## 진단

- 심장에 관련하여 급성질환이거나 최근에 발생한 심장질환에는 좌측 내관을 누르면 통증이 있다.
- 만성으로 오래된 심장질환일 때에는 우측 내관에도 통증이 나타난다.

## 수기운동요법

- 시술자는 엄지손가락으로 내관이 자극되도록 약간 세게 누른다. 피시술자는 손목을 최대한 뒤로 젖히거나, 앞으로 최대한 숙이는 것을 3~5회 반복하여 시행한다.

  * 시술자가 내관을 눌러 자극할 때, 피시술자의 통증 상태를 확인하면서 피시술자가 통증을 받아들일 수 있도록 적당하게 누른다.

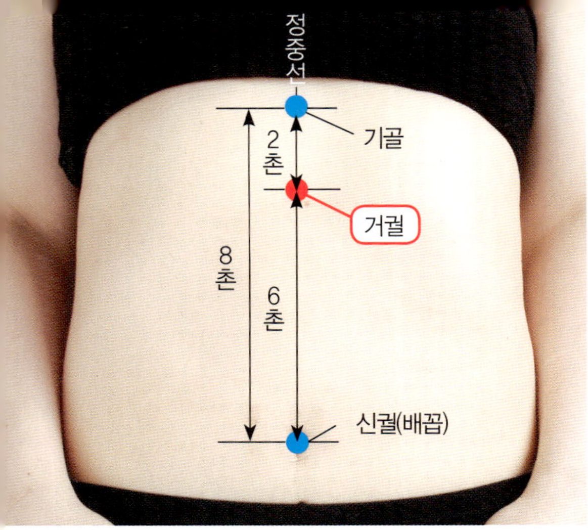


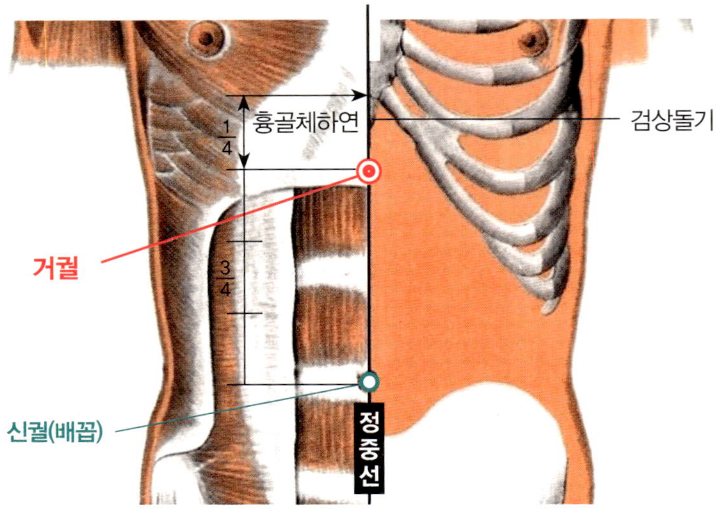


# 거궐 巨闕

## 혈자리

- 바른 자세로 누워 가슴뼈(흉골) 끝 부위에서 배꼽 방향으로 2촌 부위이다.
- 가슴뼈(흉골) 끝 부위와 배꼽을 4등분 했을 때, 가슴뼈(흉골) 끝 부위에서 배꼽까지의 4분의 1부위이다.

## 핵심질환

심통, 협심증, 심계항진, 정신병, 위통, 횡격막경련 등이다.

## 주요효능

심장병 치료의 주치혈이다. 혈은 복부에 있지만 흉부치료의 대표혈이고 심장의 모혈이다.

## 수기운동요법

- 시술자는 양쪽 엄지손가락을 모아 거궐이 자극되도록 약간 세게 누른다. 급성인 경우에는 시계반대 방향으로 돌리고, 만성인 경우에는 시계방향으로 살살 돌리면서 3~5분 동안 거궐을 자극한다.

* 시술자가 거궐을 눌러 자극할 때, 피시술자의 통증 상태를 확인하면서 피시술자가 통증을 받아들일 수 있도록 적당하게 누른다.

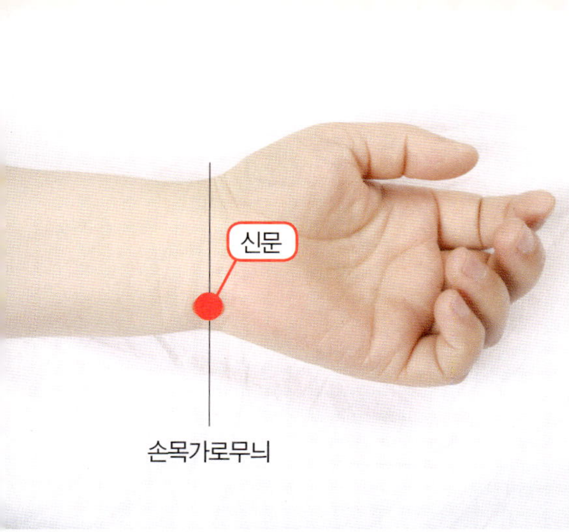


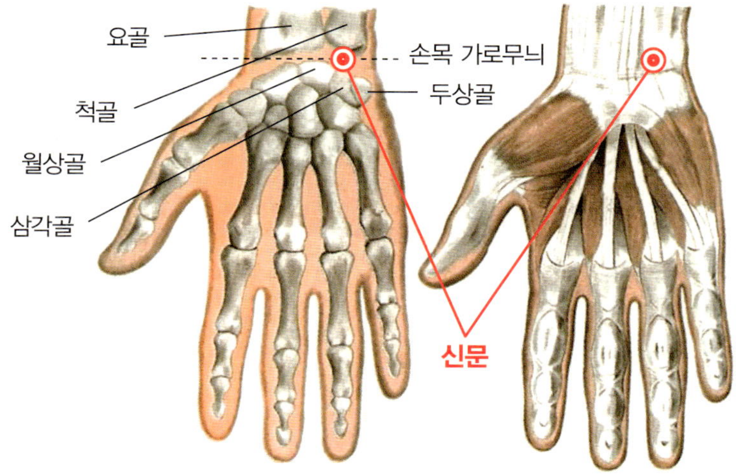


# 신문 神門

## 혈자리

- 손바닥을 위로 폈을 때 새끼손가락 방향의 손목 가로무늬의 끝 부위이다.
- 이 부위를 손가락 끝으로 누르면 움푹 들어간다.

## 핵심질환

심계항진, 건망증, 불면, 다몽, 협심증, 정신병 등이다.

## 주요효능

갑자기 발열하여 오한이 나며, 명치가 아프고 가슴이 답답하거나 숨이 가쁜 증상에 효과가 좋으며, 수소음심경의 원혈이다.

## 수기운동요법

- 시술자는 엄지손가락으로 신문이 자극되도록 약간 세게 누른다. 피시술자는 손목을 최대한 뒤로 젖히거나, 앞으로 최대한 굽히는 것을 3~5회 반복하여 시행한다.

  * 시술자가 신문을 눌러 자극할 때, 피시술자의 통증 상태를 확인하면서 피시술자가 통증을 받아들일 수 있도록 적당하게 누른다.

---

**원혈** 장부(臟腑)의 원기(原氣)가 강물이 흐르듯 끊이지 않고 지나가는 혈(穴)

# 눈병
# (시력유지포함)

1. 태충
2. 광명
3. 합곡

# 눈병 眼疾患

## 원인 및 증상

- 일반적으로 눈병이라고 말하는 유행성 전염 안질환은 눈이 충혈되며 눈곱이 생기는 염증성 질환이다. 이 질환들은 세균성, 진균성, 바이러스성, 알레르기성, 화학성 등 여러 가지 원인에 의해 생길 수 있다.
- 눈병의 증상은 이물감, 작열감, 안검 및 결막의 부종, 많은 눈곱과 분비물, 동통, 시력 감소, 눈물, 임파선의 부종 등 여러 가지 증상이 나타날 수 있다.
- 눈병은 공기 중으로는 전염되지 않고 손에 의한 접촉으로 전염된다. 주로 여름철에 많이 생기지만 계절에 관계없이 눈병에 걸릴 수 있다.
- 눈병을 치료할 때의 기본혈은 태충이며, 보조혈은 광명, 합곡이다.

## * 눈병의 특효 치료혈

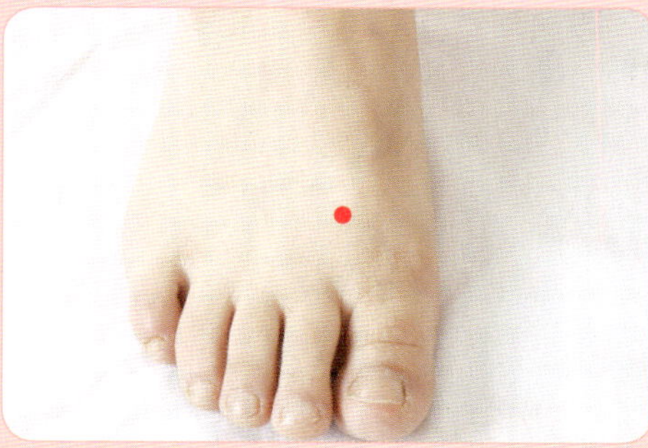

**태충(太衝)**
발등의 제1, 제2중족골저가 좌우에서 접근하여 만드는 관절부로 중족골의 앞부분에 움푹 들어간 곳

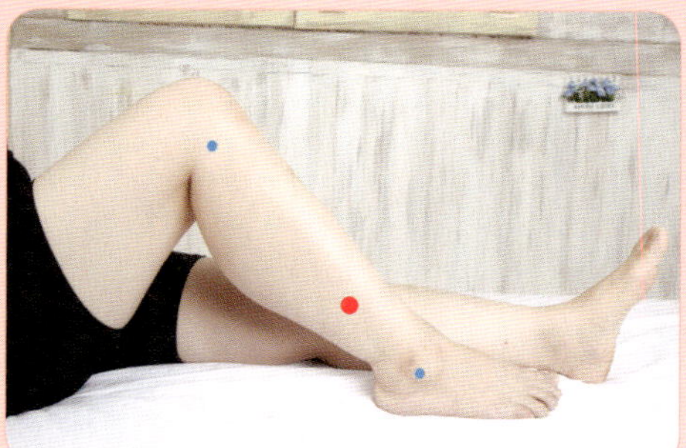

**광명(光明)**
외과첨의 상방 5촌 및 비골두상연 하방 10촌으로 비골전연(腓骨前緣)에 위치한 부위

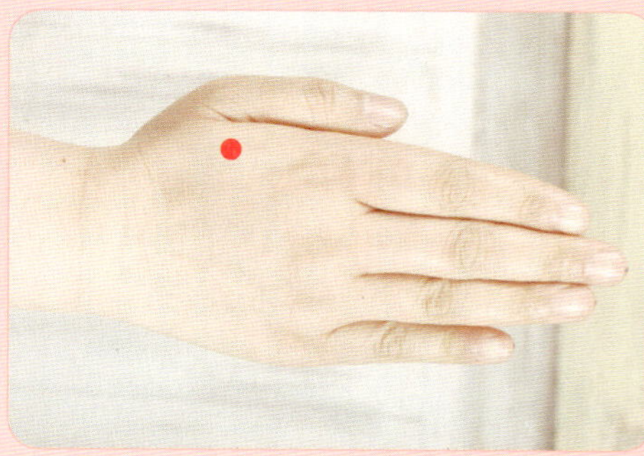

**합곡(合谷)**
엄지와 검지의 뼈가 갈라지는 곳으로 검지쪽으로 치우쳐 손가락으로 눌러가면 오목한 곳

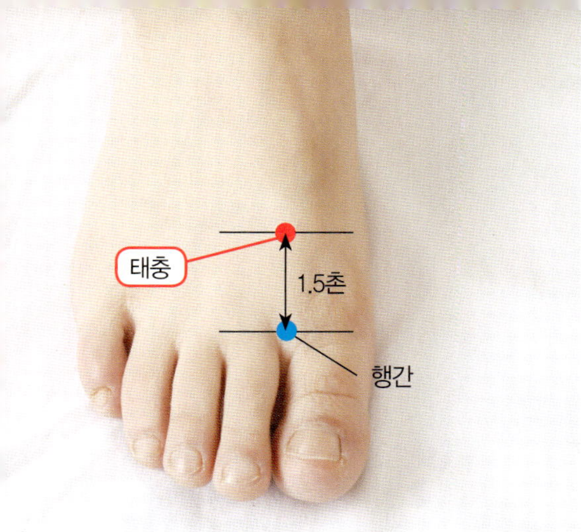


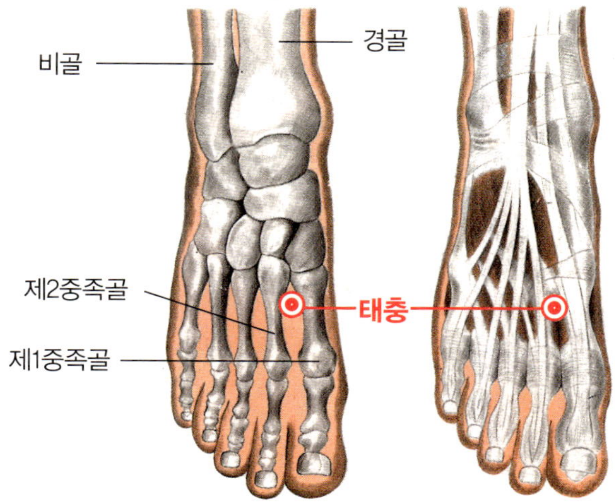


# 태충 太衝

## 혈자리

- 발등의 제1중족골과 제2중족골 사이에서 취혈한다. 첫째발가락과 둘째발가락 접합부에서 위쪽으로 1.5촌 부위이다.
- 태충은 손끝으로 누르면 움푹 들어간다.

## 핵심질환

두통, 현훈, 고혈압, 월경부조, 불면, 간염, 사지관절의 산통, 시력유지 등이다.

## 주요효능

- 손의 합곡과 함께 사관혈이며, 모든 체증(滯症)에 적용한다.
- 합곡은 흉부 이하, 태충은 복부 이하에 효과가 뛰어나며, 간경의 원혈이다.

## 진단

- 간에 관련된 질환이 급성이거나 최근에 발생한 간질환에는 우측 태충을 누르면 통증이 있다.
- 만성병이거나 간질환이 오래된 경우에는 좌측 태충에도 통증이 나타난다.

## 수기운동요법

- 시술자는 엄지손가락으로 태충이 자극되도록 약간 세게 누르면서 살살 돌린다. 3~5분 동안 반복하여 시행한다.

＊ 시술자가 태충을 눌러 자극할 때, 피시술자의 통증 상태를 확인하면서 피시술자가 통증을 받아들일 수 있도록 적당하게 누른다.

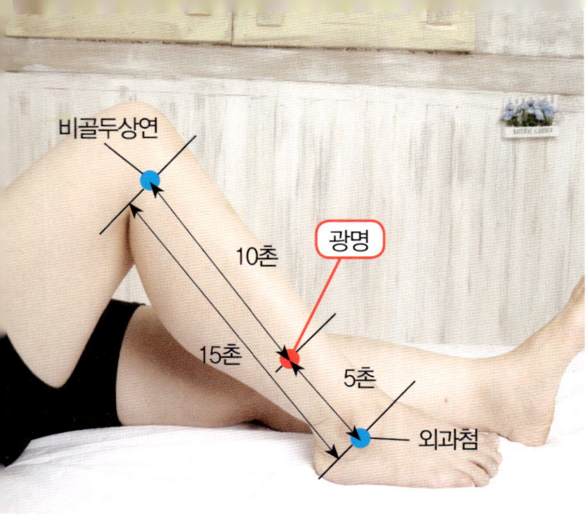


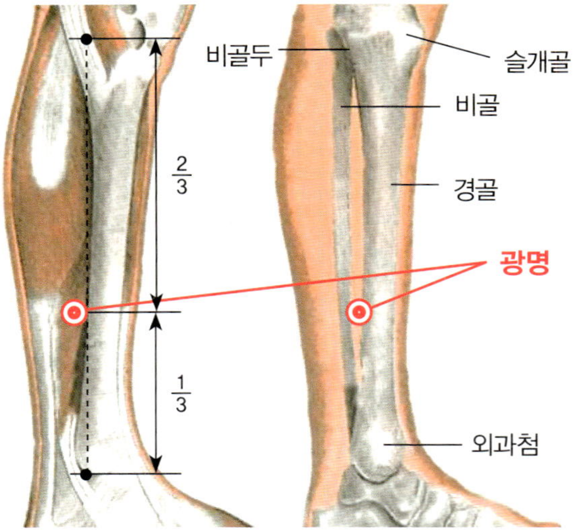


# 광명 光明

## 혈자리

외과첨의 상방 5촌 및 비골두 상연 하방 10촌으로 비골전연(腓骨前緣)에 위치한 부위이다.

## 핵심질환

야맹, 시신경위축, 안병, 하퇴외측의 통증, 편두통 등이다.

## 주요효능

눈에 관련된 질환에 효과가 좋으며, 만성담낭 증상에 쓰이는 낙혈이다.

## 수기운동요법

- 시술자는 엄지손가락으로 광명이 자극되도록 약간 세게 누르고, 발목을 최대한으로 펴고, 구부리는 이 운동을 반복하여 3~5분 동안 실행한다.

  * 시술자가 광명을 눌러 자극할 때, 피시술자의 통증 상태를 확인하면서 피시술자가 통증을 받아들일 수 있도록 적당하게 누른다.

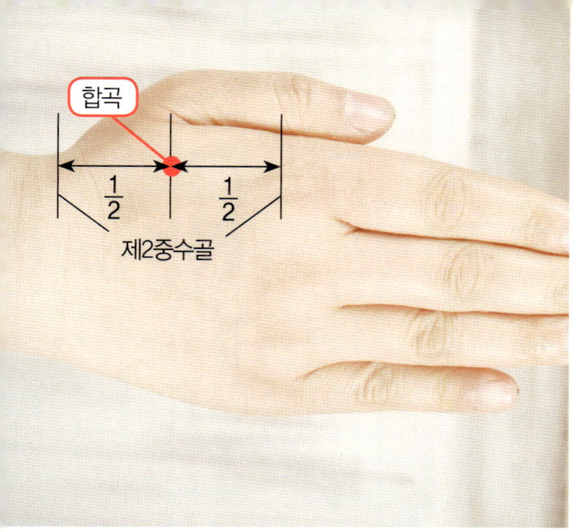


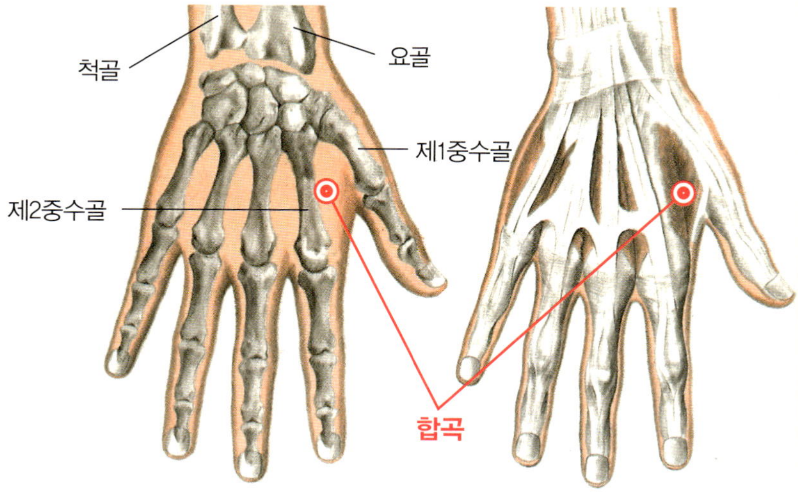


# 합곡 合谷

## 혈자리

- 엄지와 검지의 뼈가 갈라지는 곳으로 검지 쪽으로 치우쳐 손가락으로 눌러가면 오목한 부위이다.
- 제 2중수골의 중간 아래 지점에 위치한다.

## 핵심질환

발열, 두통, 감기, 치통, 안면신경마비, 인후통, 오관의 질환 등이다.

## 주요효능

눈이 피로하고 시력이 떨어지며 아랫니가 아프고, 목구멍이 붓는 증상에 효과적이다. 태충과 더불어 사관혈에 속하며, 사관혈은 모든 비증(痺症)에 쓰인다.

## 수기운동요법

- 시술자는 엄지손가락으로 합곡이 자극되도록 약간 세게 누르면서 살살 돌린다. 3~5분 동안 반복하여 실행한다.

* 시술자가 합곡을 누를 때, 피시술자의 통증 상태를 확인하면서 피시술자가 통증을 받아들일 수 있도록 적당하게 누른다.

---

**비증** 모든 막히는 증세, 즉 기, 혈액, 신경, 음식 등이 소통되지 않고 막히는 경우

# 생리통

1. 삼음교
2. 태충
3. 관원

# 생리통 生理痛

## 원인 및 증상

- 생리통이란 월경 때, 아랫배나 자궁에 통증이 나타나는 증세이다.
  생리통의 원인은 자궁의 위치이상, 발육부진, 자궁내막염, 자궁근종, 나팔관염, 자궁종양 등이다.
- 증상은 월경시작 후 점차적으로 혹은 신속히 동통이 증가된다.
  사람에 따라서, 몇 시간 심지어 2~3일간 통증이 지속되기도 한다.
- 하복부에 통증이 격렬할 때는 환자의 얼굴이 하얗고 식은땀이 흐르며 온몸에 맥이 없고 사지가 차갑다.
- 생리통을 치료할 때의 기본혈은 삼음교이며, 보조혈은 태충, 관원이다.

## * 생리통의 특효 치료혈

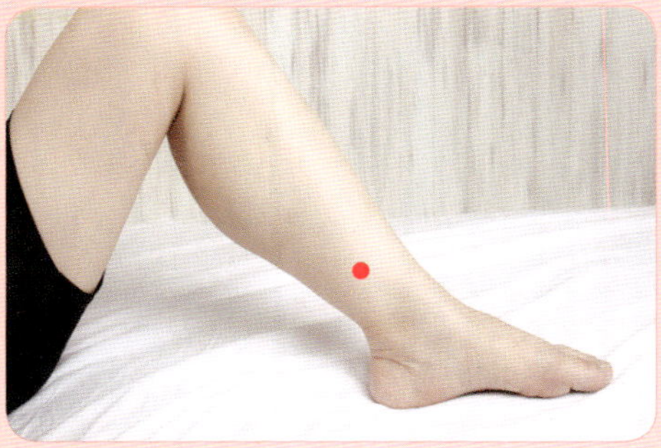

**삼음교(三陰交)**
허벅지를 밖으로 하여 안쪽 복사뼈의 가장 높은 곳에서 위쪽으로 3촌 되는 곳

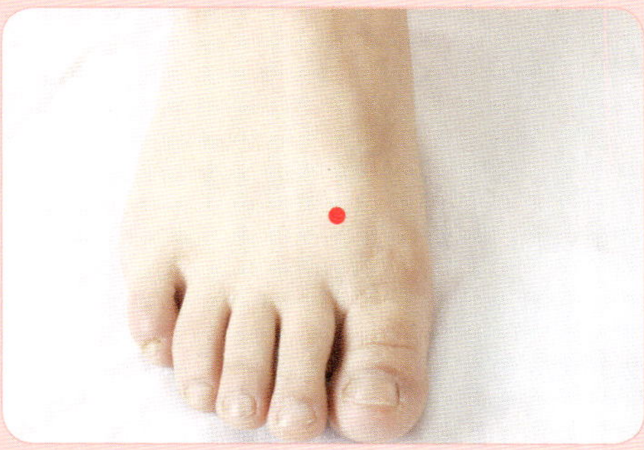

**태충(太衝)**
발등의 제1, 제2중족골저가 좌우에서 접근하여 만드는 관절부로 중족골의 앞부분에 움푹 들어간 곳

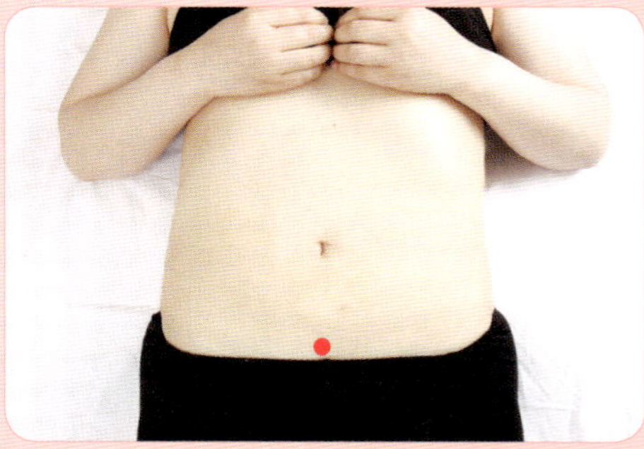

**관원(關元)**
바로 누워서 곡골(치골결합상연)과 배꼽 간을 5등분하여 배꼽에서 5분의 3지점

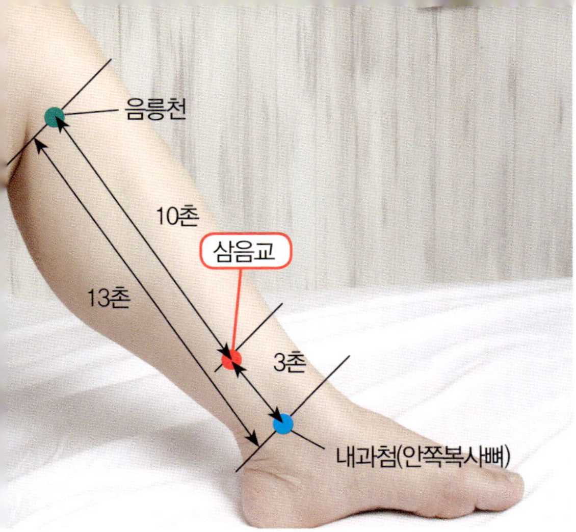


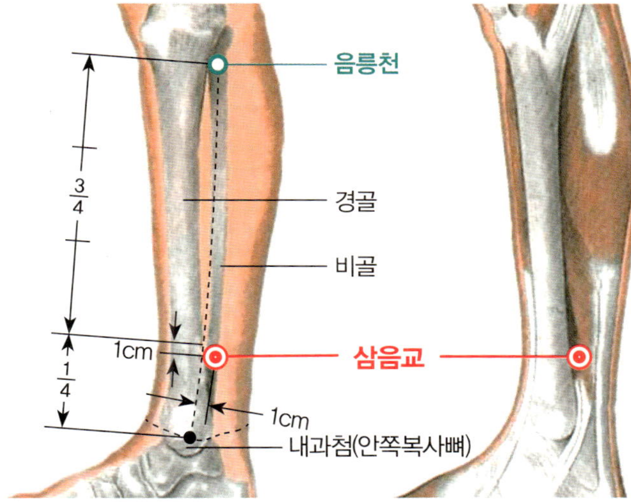


# 삼음교 三陰交

## 혈자리

발 안쪽 복사뼈의 제일 높은 부위에서 위쪽 음릉천 방향으로 3촌 되는 부위이다.

## 핵심질환

생리통, 생리불순, 복통, 설사, 신경쇠약, 피부소양증 등이다.

## 주요효능

- 각종 부인병 치료의 명혈이며, 남녀의 하복부 통증에 효과적이다.
- 출산 보름 전 피내침 시술하면 무통분만을 할 수 있다.

  * 임신 초기에는 유산우려가 있으므로 사용을 금한다.

## 진단

- 생식기와 관련된 질환이 급성이거나 최근에 발생한 경우에는 좌측 삼음교를 누르면 통증이 있다.
- 만성이거나 오래된 생식기 관련 질환은 우측 삼음교에도 통증이 나타난다.

## 수기운동요법

- 시술자는 엄지손가락으로 삼음교가 자극되도록 약간 세게 누른다. 피시술자는 발목을 최대한 펴고 굽히는 동작을 반복한다. 이 운동을 3~5분 동안 실행한다.

  * 시술자가 삼음교를 눌러 자극할 때, 피시술자의 통증 상태를 확인하면서 피시술자가 통증을 받아들일 수 있도록 적당하게 누른다.

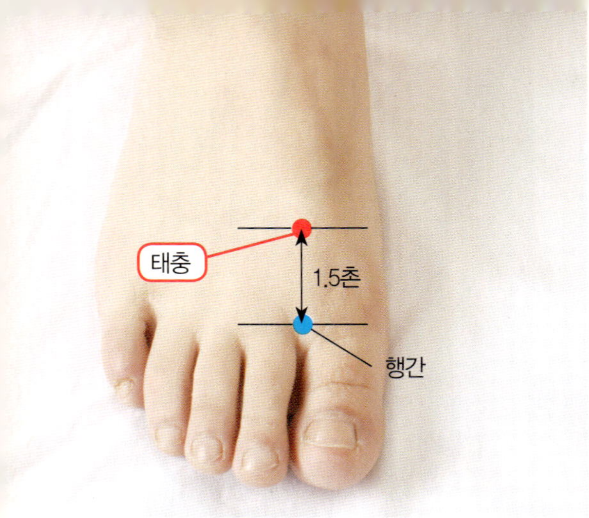


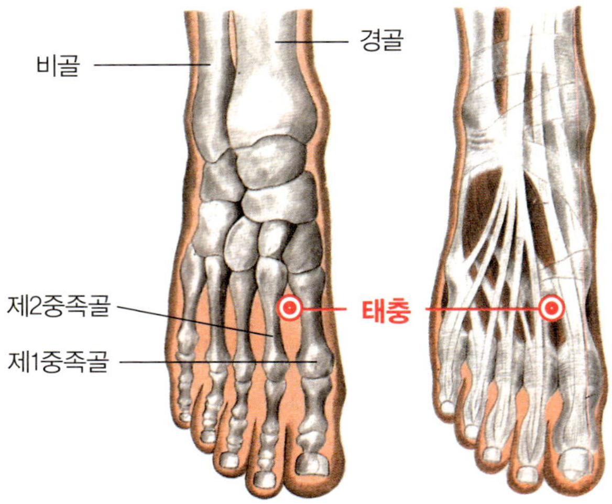


# 태충 太衝

## 혈자리

- 발등의 제1중족골과 제2중족골 사이에서 취혈한다. 첫째발가락과 둘째발가락 접합부에서 위쪽으로 1.5촌 부위이다.
- 태충은 손끝으로 누르면 움푹 들어간다.

## 핵심질환

두통, 현훈, 고혈압, 월경부조, 불면, 간염, 사지관절의 산통, 시력유지 등이다.

## 주요효능

- 손의 합곡과 함께 사관혈이며, 모든 체증(滯症)에 적용한다.
- 합곡은 흉부 이하, 태충은 복부 이하에 효과가 뛰어나며, 간경의 원혈이다.

## 진단

- 간에 관련된 질환이 급성이거나 최근에 발생한 간질환에는 우측 태충을 누르면 통증이 있다.
- 만성병이거나 간질환이 오래된 경우에는 좌측 태충에도 통증이 나타난다.

## 수기운동요법

- 시술자는 엄지손가락으로 태충이 자극되도록 약간 세게 누르면서 살살 돌린다. 3~5분 동안 반복하여 시행한다.

  * 시술자가 태충을 눌러 자극할 때, 피시술자의 통증 상태를 확인하면서 피시술자가 통증을 받아들일 수 있도록 적당하게 누른다.

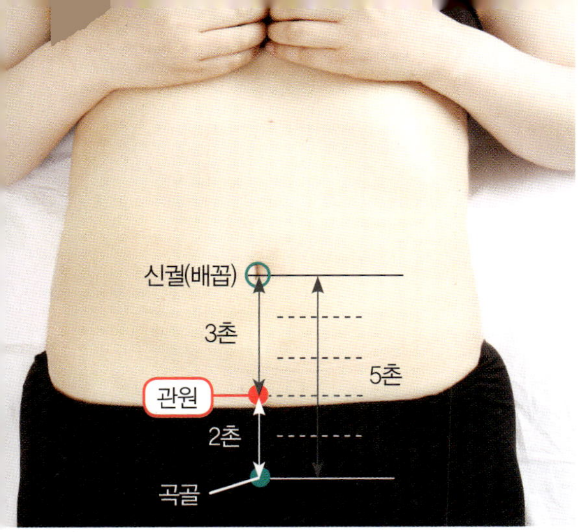


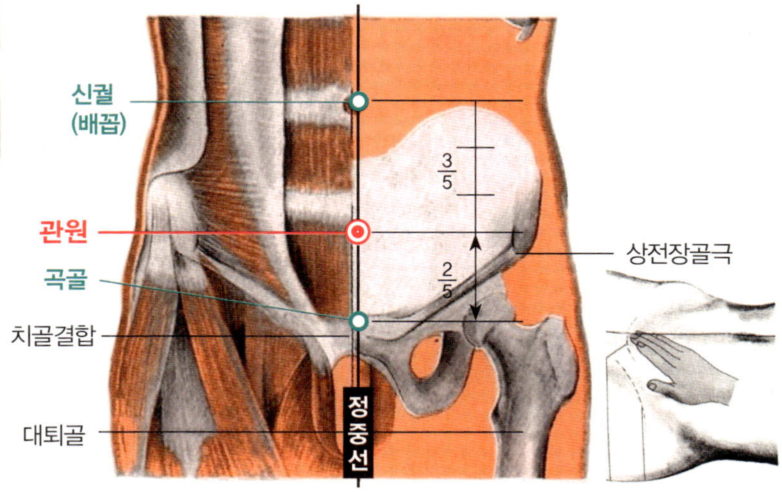


# 관원 關元

## 혈자리

바로 누운 자세에서 신궐(배꼽)에서 곡골(치골결합상연)의 5분의 3부위이다. 배꼽에서 아래 방향으로 3촌의 부위이다.

## 핵심질환

부녀불임증, 유정, 자궁탈수, 복통, 설사, 정력감퇴, 고혈압, 불면증, 냉증, 두드러기 등이다.

## 주요효능

- 관원은 소장의 모혈로서 각종 질환에 넓게 사용한다. 특히 정력감퇴, 고혈압, 불면증, 냉증, 여드름, 두드러기 등에 효과가 좋고, 성기질환 치료에 효과적이다.
- 단전부의 중심으로 하복부의 대표혈이며 부인병의 필수혈이다.

## 수기운동요법

- 시술자는 양쪽 엄지손가락을 모아 관원이 자극되도록 약간 세게 누르면서 급성인 경우에는 시계반대방향으로 돌리고, 만성인 경우에는 시계방향으로 살살 돌리면서 3~5분 동안 자극한다.

  * 시술자가 관원을 눌러 자극할 때, 피시술자의 통증 상태를 확인하면서 피시술자가 통증을 받아들일 수 있도록 적당하게 누른다.

---

**모혈** 장부의 기가 흉복부의 특정한 부위에 모여 있는 경혈

# 여드름

1. 수삼리
2. 견우
3. 곡지

# 여드름

## 원인 및 증상

- 여드름이란 피지샘과 모낭에 발생하는 흔한 염증성 질환이다.
  화장, 스트레스 등으로 피부의 각질이 정상적으로 떨어져 나가지 못하여 모낭을 막거나, 사춘기 때 피지가 많이 분비되어 모낭에 피지가 쌓이는 것이 원인이다.
- 대부분의 여드름은 얼굴과 목, 등, 가슴 및 어깨에 생긴다. 여드름은 건강을 위협하는 심각한 병은 아니지만 상처를 남길 수 있다.
  보통 피부가 붉게 발열하지만 고름이 생기는 등 다양한 증상이 나타난다.
- 여드름을 치료할 때의 기본혈은 수삼리이며, 보조혈은 견우와 곡지이다.

## ＊ 여드름의 특효 치료혈

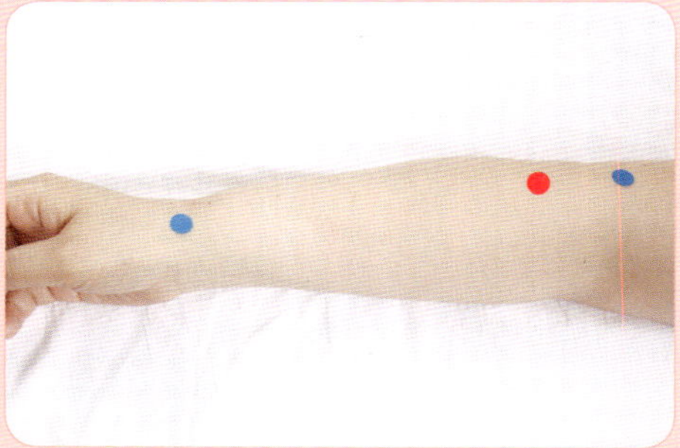

**수삼리(手三里)**
곡지(肘窩橫紋頭 : 주와횡문두)하 2촌, 이곳을 누르면 근육이 융기(隆起)되는 곳

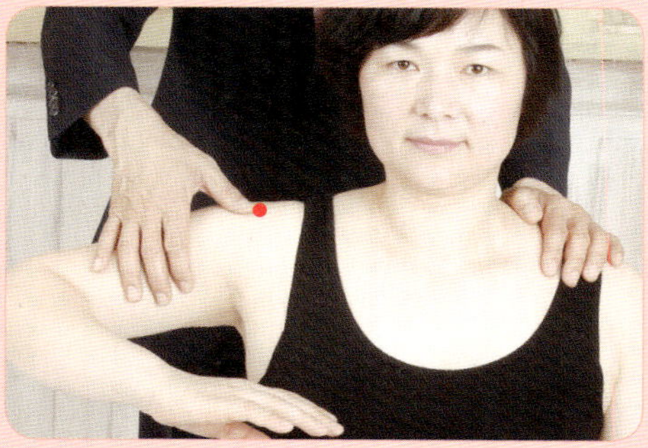

**견우(肩髃)**
앉은 자세로 팔꿈치를 수평으로 들어 올리면 어깨 앞쪽에 오목해지는 곳

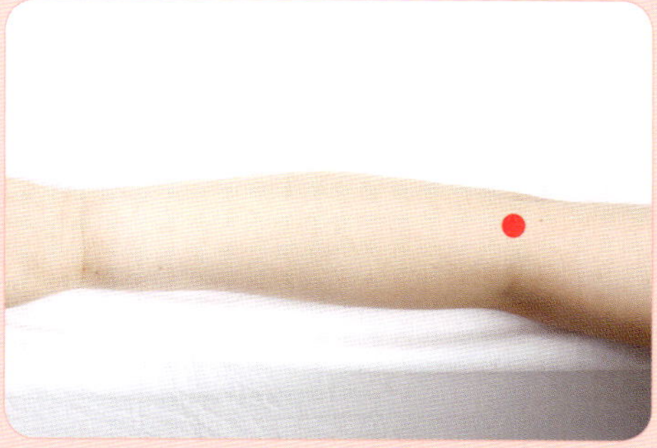

**곡지(曲池)**
아래팔을 굽혀 팔꿈치관절 횡문 위쪽에서 이를 취하며, 팔을 굽혔을 때 생기는 오목한 곳

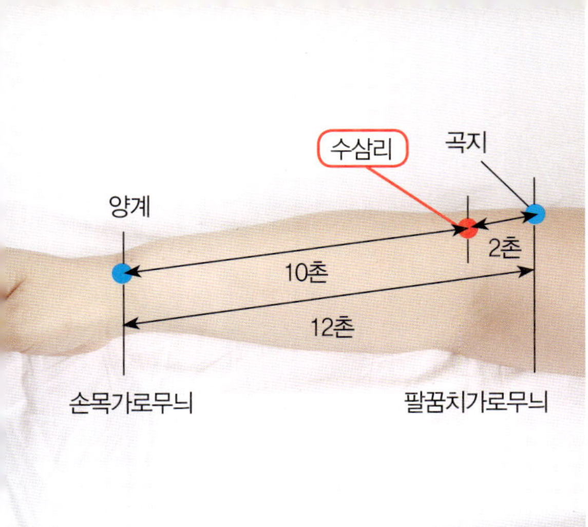


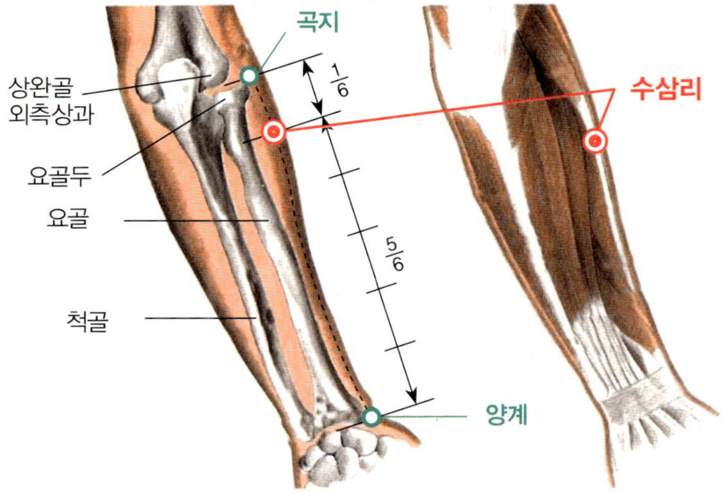


# 수삼리 手三里

## 혈자리

- 곡지(팔꿈치가로무늬)에서 양계(손목가로무늬) 방향으로 2촌의 부위이다.
- 곡지에서 양계 사이가 12촌이며, 곡지에서 양계의 6분의 1부위가 수삼리이다.

## 핵심질환

여드름, 견비통, 상지마비, 치통, 인후통, 위통, 복통, 설사, 소화불량 등이다.

## 주요효능

- 얼굴에 나타나는 모든 종기의 명혈이다.
- 여드름 자체는 체질 개선 및 열을 조정하지만 여드름도 곪는 것은 수삼리를 활용한다.

## 수기운동요법

- 시술자는 엄지손가락으로 수삼리가 자극되도록 약간 세게 누른다. 피시술자는 팔꿈치를 최대한으로 펴고 굽히는 동작을 반복한다. 이 운동을 3~5분 동안 실행한다.

  * 시술자가 수삼리를 눌러 자극할 때, 피시술자의 통증 상태를 확인하면서 피시술자가 통증을 받아들일 수 있도록 적당하게 누른다.

---

**여드름 치료시 적용순서** 수삼리(手三里) → 견우(肩髃) → 곡지(曲池)

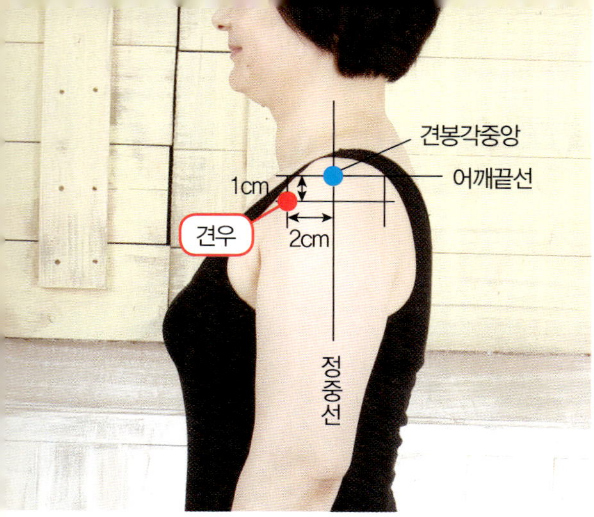


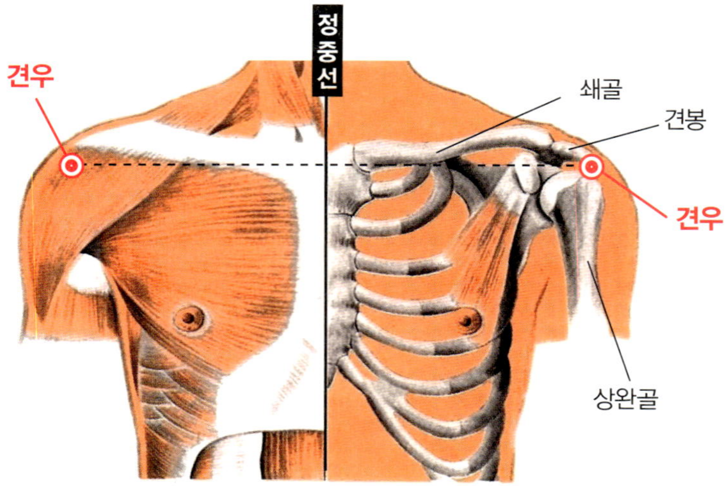


# 견우 肩髃

## 혈자리

- 어깨뼈 끝 부위인 견봉각에서 팔 쪽으로 1cm 앞으로 2cm 부위이다.
- 팔꿈치를 굽혀 위로 수평으로 올리면, 어깨 앞쪽에 오목하게 들어간 부위이다.

## 핵심질환 및 주요효능

- 견비통이나 견배통과 어깨관절 통증에 필수혈이다.
- 두드러기, 습진 같은 피부병에 효과적이다.

## 적용근육

승모근, 삼각근 등이다.

## 진단

- 어깨관절 부위에 통증이 있는지 삼각근 부위에 통증이 있는지를 확인한다.
- 팔을 아래에서 위로 올릴 때(앞으로, 뒤로, 옆으로)통증 부위와 정도를 확인한다.
- 팔을 굽히고 앞에서 뒤로, 뒤에서 앞으로 회전할 때 통증부위를 확인한다.

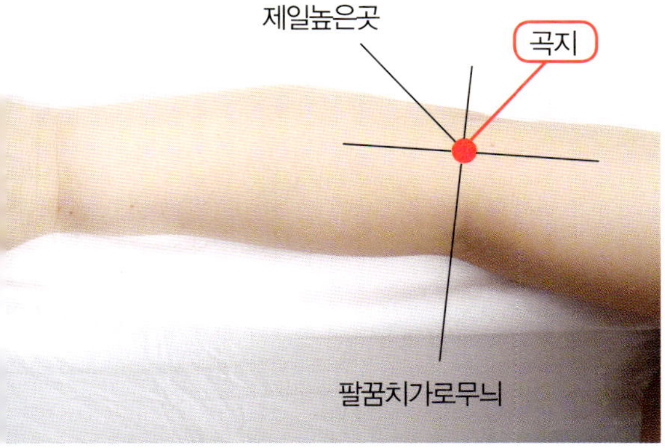


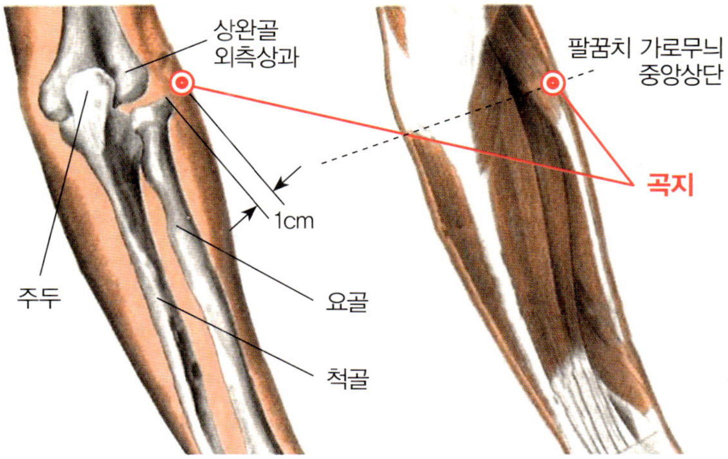


# 곡지 曲池

## 혈자리

팔을 수평으로 올리고 팔을 굽혔을 때 가로무늬가 끝나는 부위이다. 손등을 위로 하고 팔을 펼 때 팔꿈치 가로무늬의 제일 높은 곳이다.

## 핵심질환

여드름, 상지관절통, 편마비, 고혈압, 고열, 빈혈, 알레르기질환, 피부병 등이다.

## 주요효능

고혈압, 인후통 및 팔꿈치부위가 부었을 때 치료하는 혈이며, 흉통 및 피부병에도 효과가 뛰어나다.

## 수기운동요법

- 시술자는 엄지손가락으로 곡지가 자극되도록 약간 세게 누른다. 피시술자는 팔꿈치를 최대한으로 펴고 굽히는 동작을 한다. 이 운동을 3~5분 동안 실행한다.

  * 시술자가 곡지를 눌러 자극할 때, 피시술자의 통증 상태를 확인하면서 피시술자가 통증을 받아들일 수 있도록 적당하게 누른다.

# 쇼크(shock)

1. 인중
2. 용천
3. 십선

## 쇼크 shock

### 원인 및 증상

- 쇼크(shock)란 세포조직 내로 산소를 충분히 공급하지 못하는 순환장애이다. 과다출혈, 심한 화상, 익수(溺水) 그 밖에 가슴 또는 머리의 부상 등 물리적 손상과 정신적 손상 또는 과민반응(알레르기) 등으로 인하여 발생한다.
- 쇼크란 세포조직 내에 혈액흐름이 정상적으로 이루어지지 못하는 상태로 "산소를 함유한 혈액이 인체의 각 부분에 충분히 전달되지 않아서 발생하는 순환계의 기능 이상"을 말한다.
- 쇼크는 순간적인 혈액순환의 감퇴로 인하여 몸의 전 기능(신체의 혈관, 신경조절기능)이 부진되고 탈진한 상태이다.
- 쇼크를 치료할 때의 기본 혈은 인중이며, 보조혈은 용천과 십선이다.

### * 쇼크의 특효 치료혈

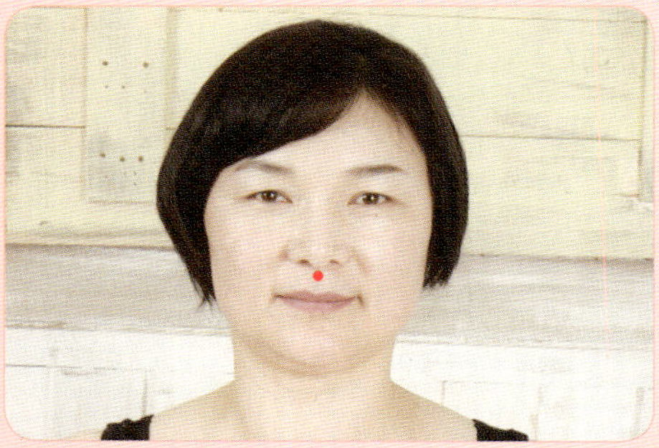

**인중(人中)**
정중선상(正中線上)으로 코밑 부위에서 윗입술의 상단 부위까지를 3등분하여 위로부터 3분의 1지점

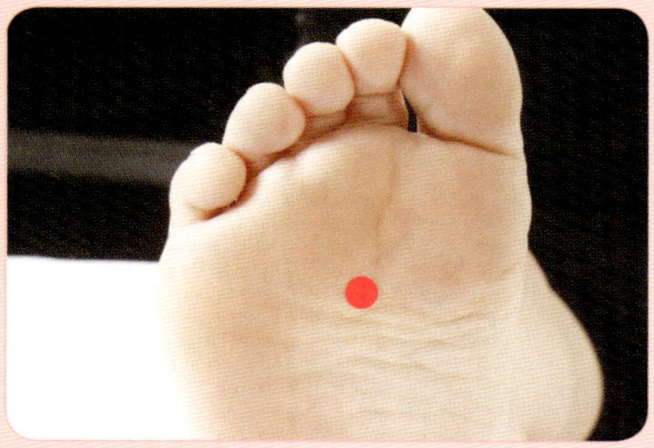

**용천(湧泉)**
발바닥 중심선상의 앞에서 3분의 1지점

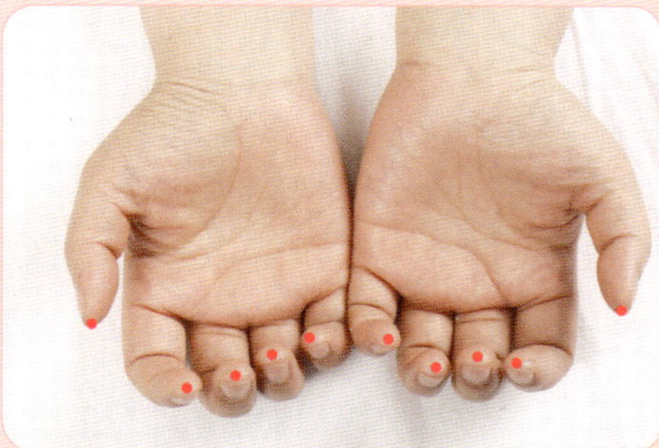

**십선(十宣)**
양손 10손가락 첨단(尖端)으로서 조갑(爪甲)으로부터 약 0.1촌 떨어진 곳

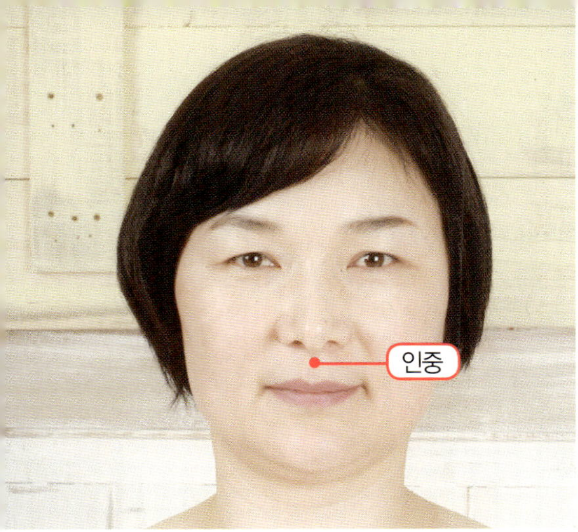


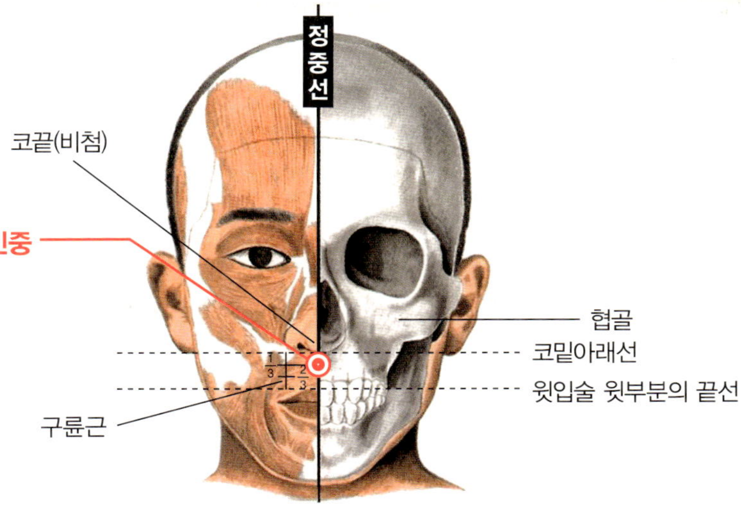


## 인중 人中

### 혈자리

인중은 코밑 중앙선상에 오목하게 들어간 굵은 선이다. 코밑에서 윗입술의 상단 부위까지의 3분의 1이 되는 부위가 인중이다.

### 핵심질환

쇼크, 혼미, 중서(中暑), 히스테리, 급성요부염좌, 안면부의 근육경련 등이다.

### 주요효능

충격으로 인한 쇼크와 물에 빠져 질식한 경우 및 여름에 더위를 먹었을 경우에 발생하는 구급질환에 효과가 뛰어나다.

### 수기운동요법

- 시술자는 엄지손가락을 세워 피시술자의 인중을 강하게 자극한다. 의식이 회복할 때 까지 3~5회 반복하여 실행한다.

  * 시술자가 인중을 누를 때는 피시술자가 구급 상황이므로 강하게 압력을 가해야 한다.

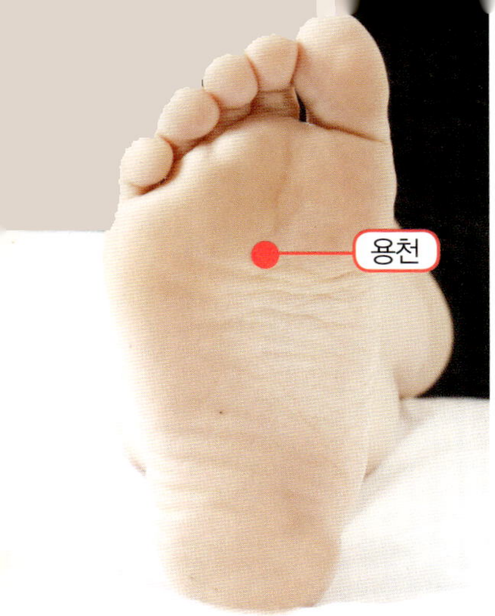


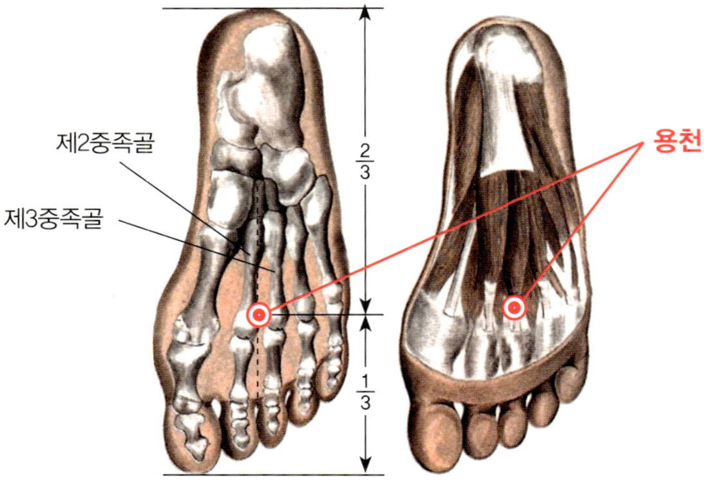


# 용천 湧泉

## 혈자리

- 용천은 발바닥의 중심선을 3등분하여 위로부터 3분의 1부위이다.
- 발바닥을 앞으로 오그리면 사람인자 형상이 나타나는데 그 중심에 움푹 들어간 부위이다.

## 핵심질환

쇼크, 중서(中暑), 불면, 중풍, 고혈압, 히스테리, 정신병, 두항통, 상기증(上氣症)이다.

## 주요효능

경맥의 기가 솟아오르는 곳이다. 뇌졸중으로 완전한 혼수상태에 있을 때 효과적이다. 또한, 체력이 쇠약해지는 것을 방지하고 "스테미너"를 돋우는 데에도 효과적이다.

## 수기운동요법

- 시술자는 엄지손가락이나, 검지 각권으로 용천을 강하게 자극하는 것을 3~5회 반복하여 실행한다.

  * 시술자가 피시술자의 용천을 눌러 자극할 때, 피시술자가 구급 상태이므로 강하게 자극해야 한다.

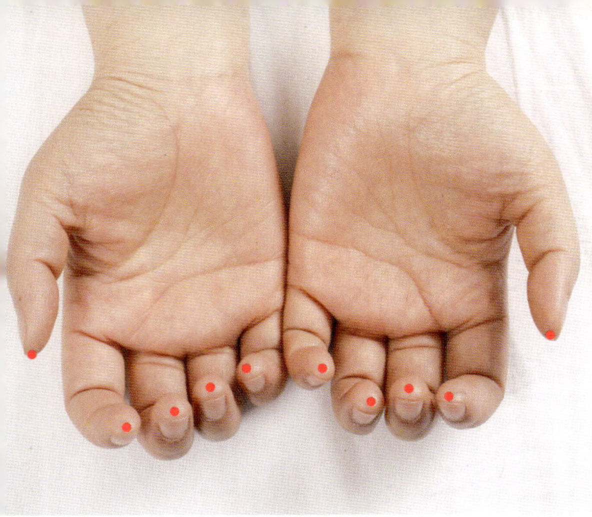

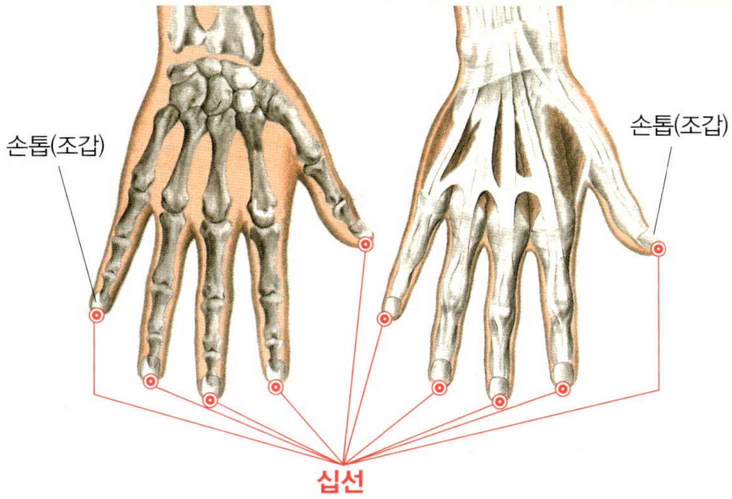


## 십선 十宣

### 혈자리

양손 10손가락 첨단(尖端)으로서 조갑(爪甲)으로부터 약 0.1촌 떨어진 곳이다.

### 핵심질환

쇼크, 혼수, 고열, 중서(中暑), 히스테리 등이다.

### 주요효능

구급상황이 발생했을 때 가장 많이 사용하는 방법으로 엄지손가락의 손톱을 세워 강하게 자극하거나 점자(點刺)해서 사혈한다.

### 수기운동요법

- 시술자는 손톱으로 피시술자의 십선을 3~5분 동안 강하게 자극하거나, 점자 출혈을 실행한다.

  * 시술자가 피시술자의 십선을 자극할 때에는 구급 상태이므로 강하게 자극해야 한다.

# 급체

1. 지양
2. 족삼리
3. 소상

# 급체 急滯

## 원인 및 증상

- 급체란 심하게 허기진 상태에서 음식을 급작스럽게 먹을 때 또는 급한 용무가 있어 급히 음식을 먹을 경우, 상복부(분문) 부근에 기가 꽉 막혀 음식물이 아래로 내려가지 못하는 상태이다.
- 급체가 생기면 물을 마실 수 없고, 심한 경우에는 호흡을 하기도 어렵다.
- 급체를 치료할 때의 기본혈은 지양이며, 보조혈은 족삼리와 소상이다.

## * 급체의 특효 치료혈

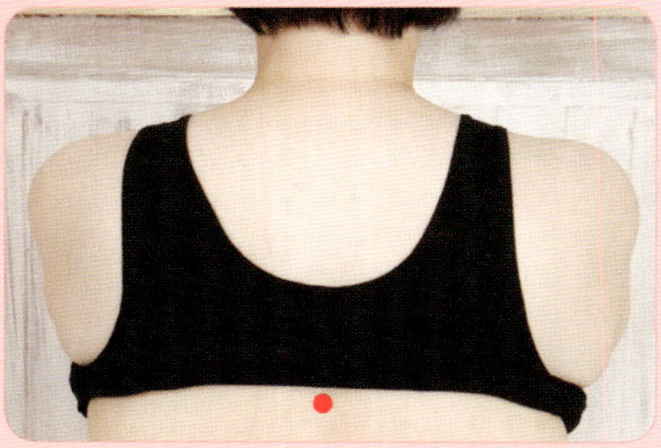

**지양(至陽)**
앉은 자세로 어깨뼈(견갑골) 아랫부분을 직선으로 연결하여 중심점이 되는 곳

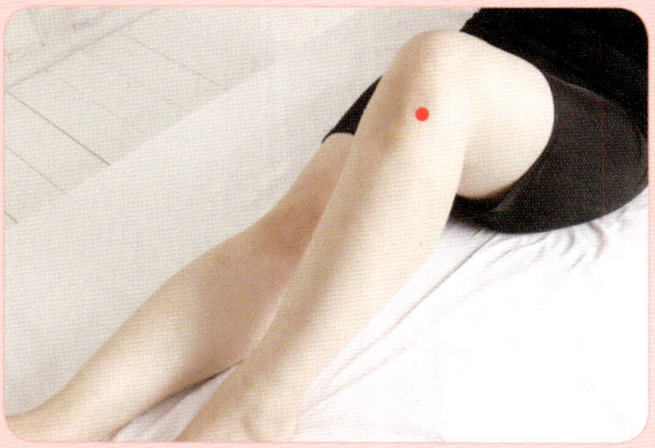

**족삼리(足三里)**
무릎관절 바깥쪽에 움푹 들어간 곳(외슬안)과 바깥쪽 아래에 튀어나온 뼈(비골두)와 삼각형이 되는 지점

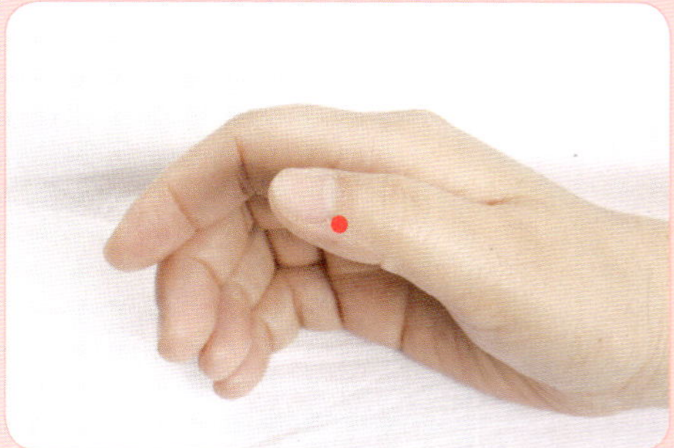

**소상(少商)**
엄지손가락 안쪽 손톱모서리에서 약 0.1촌(2mm) 부위이다.

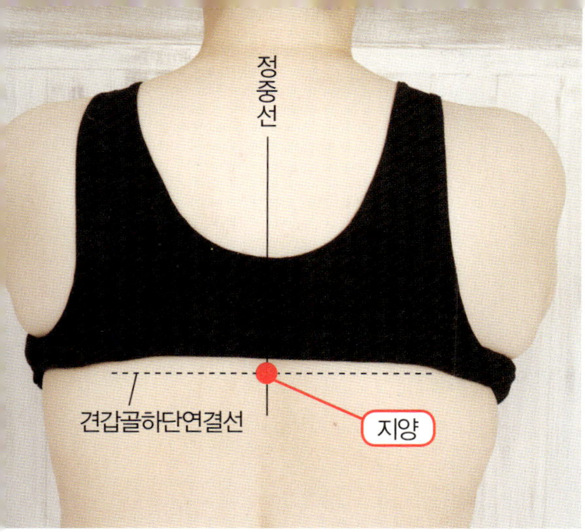


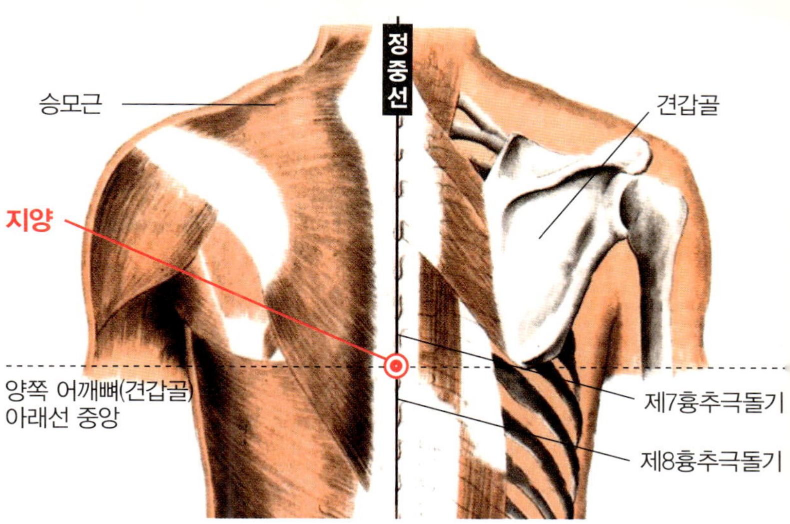


## 지양 至陽

### 혈자리

앉은 자세에서, 어깨뼈 아랫부분을 직선으로 연결하여 중심점이 되는 부위이다. 해부학적으로 7번과 8번 흉추극돌기 중간의 함몰 부위이다.

### 핵심질환

급체, 위염, 위산과다, 소화불량, 식욕부진, 해수, 기관지천식 등이다.

### 주요효능

- 소화기 질환에 효과가 좋으며, 지양의 대표적 주치는 위장병이다.
- 천식의 보조혈로 사용할 때 치료 효과를 증가시킨다.

### 수기운동요법

- 시술자는 엄지손가락을 세워 피시술자의 지양이 자극되도록 누르고, 이 자극을 3~5분 동안 실행한다.

  * 시술자가 지양을 눌러 자극할 때, 피시술자의 통증 상태를 확인하면서 피시술자가 통증을 받아들일 수 있도록 적당하게 누른다.

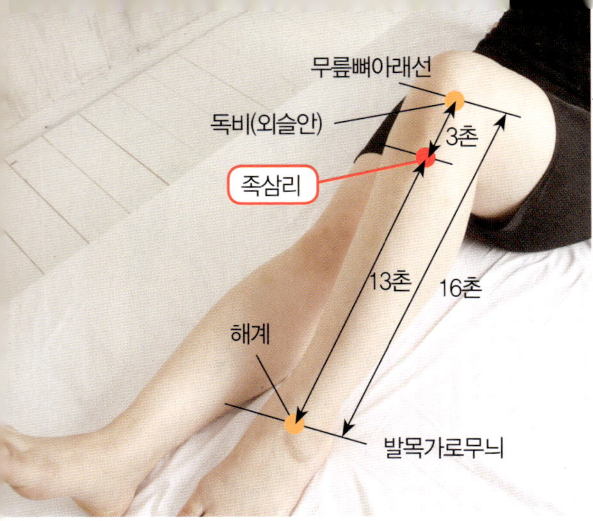


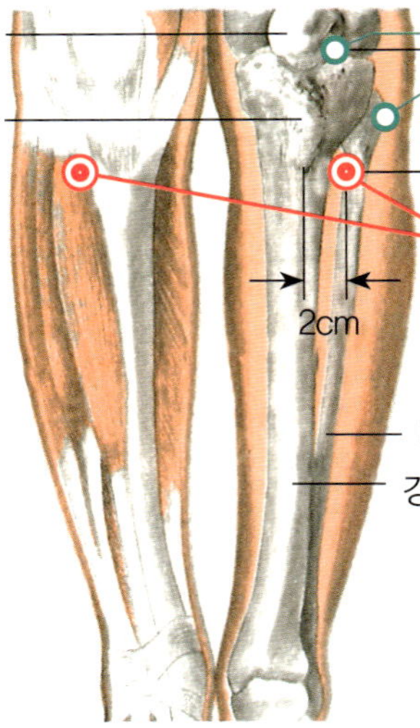


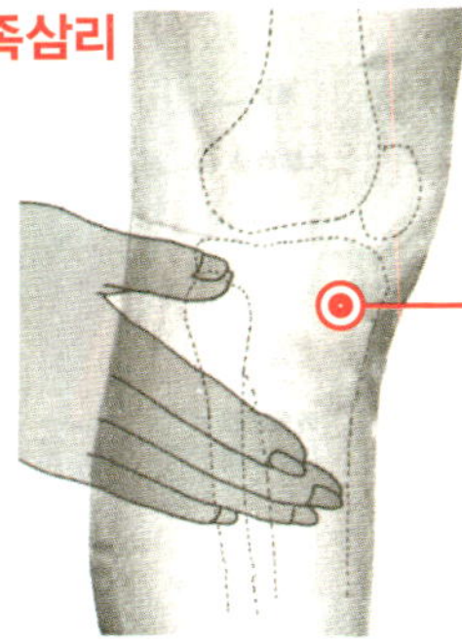


# 족삼리 足三里

## 혈자리

- 무릎관절 바깥쪽에 움푹 들어간 부위인 외슬안과 무릎 바깥쪽 아래에 튀어나온 뼈인 비골두와 삼각형이 되는 부위이다.
- 검지로 경골을 따라 손가락으로 밀어 올라갈 때, 오목하게 들어간 부위에서 바깥쪽 1촌의 부위이다.

## 핵심질환

급 · 만성위염, 급 · 만성장염, 소화불량, 위궤양, 고혈압, 당뇨병 등이며 각종 질환에 넓게 사용된다.

## 주요효능

만성병에 효과가 좋고, 무병장수의 혈이다. 족삼리는 열을 내려주는 작용을 하므로 축농증 등 콧병에도 효과가 뛰어나다.

## 진단

소화기 질환에서 급성일 때는 왼쪽 족삼리에서 약간 단단한 것이 느껴지고, 심할 경우에는 양쪽 족삼리에 나타난다.

* 운동요법에 관한 내용은 147페이지 참조

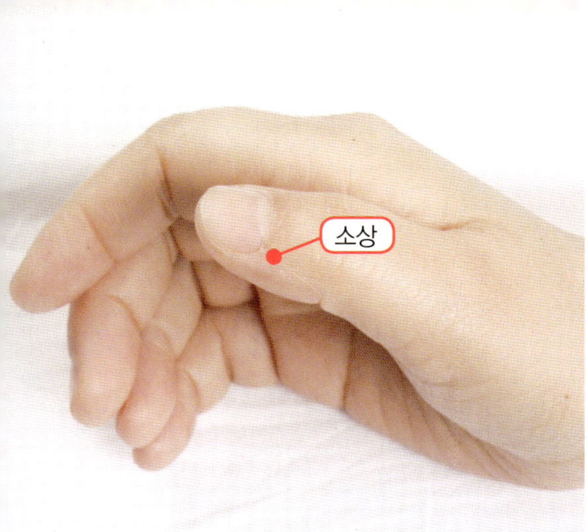


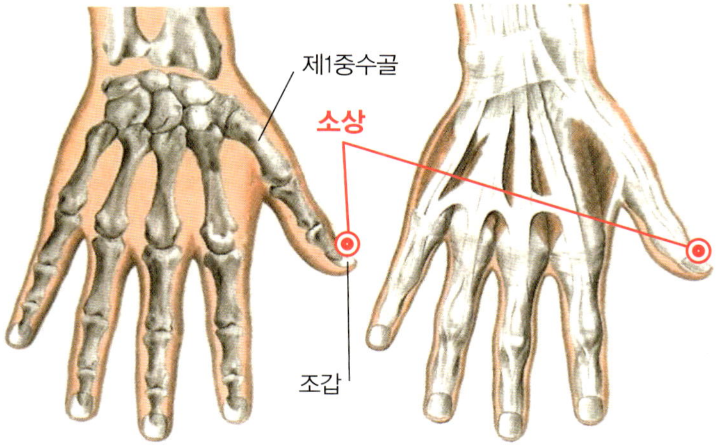


# 소상 少商

## 혈자리

엄지손가락 안쪽 손톱모서리에서 약 0.1촌(2mm) 부위이다.

## 핵심질환

급체, 편도선염, 이하선염, 해수, 정신분열증, 중풍(뇌졸증)등이다.

## 주요효능

- 급체 및 가슴에서 명치에 걸쳐 막힌 듯한 증상에 사용한다.
- 인후에 통증이 있거나, 구급 시에도 사용한다.

## 수기운동요법

- 시술자는 엄지손가락으로 피시술자의 소상을 자극하면서 풀어준다. 이 자극을 3~5분 동안 자극하거나, 점자출혈을 실행한다.

＊ 시술자가 소상을 눌러 자극할 때, 피시술자의 통증 상태를 확인하면서 피시술자가 통증을 받아들일 수 있도록 적당하게 누른다.

# 발목염좌

1. 구허
2. 상구
3. 경골

# 발목염좌 足關節捻挫

## 원인 및 증상

- 발목염좌의 발생원인은 농구 · 배구 · 테니스 · 달리기 등과 같은 운동을 할 때, 길을 걷다가 발을 헛디디는 경우, 겹질려서 발목이 꺾이는 경우 등이다.
- 발목염좌는 정상적인 운동범위를 벗어나 근육이 이완되거나 경직되는 경우에 발생하는 인대손상이다.
- 발목염좌가 발생하면 발목 부위가 갑자기 부으면서 아프고 일어서거나 걷기가 힘들어진다.
- 발목염좌를 치료할 때의 기본 혈은 구허이며, 보조혈은 상구, 경골이다.

## * 발목염좌의 특효 치료혈

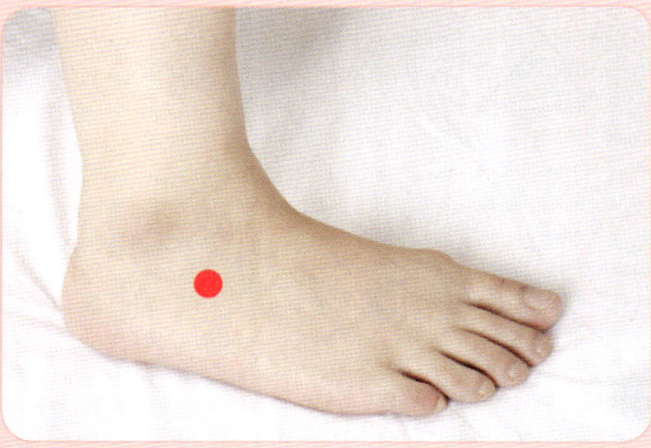

**구허(丘墟)**
발을 굴절하면 바깥쪽 복사뼈의 앞쪽 아래에 움푹 들어간 곳

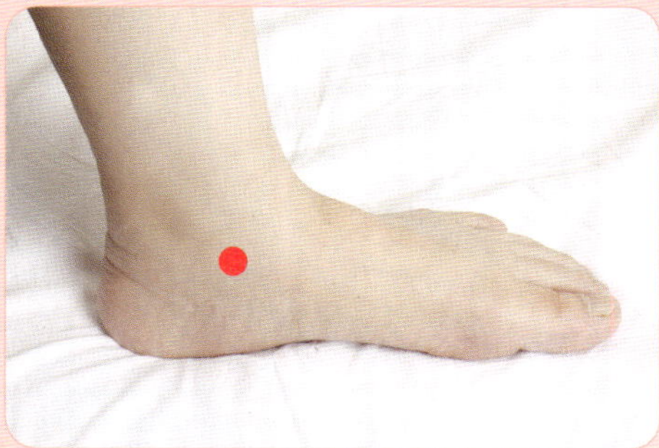

**상구(商丘)**
안쪽 복사뼈 아래 부분의 앞쪽을 누르면 오목해지는 곳

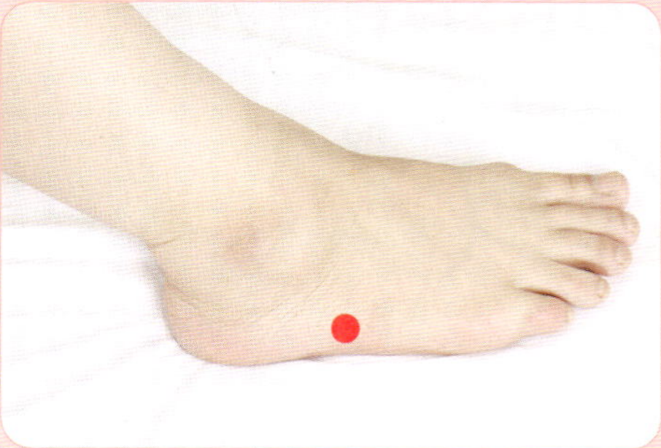

**경골(京骨)**
발을 안쪽으로 기울여 새끼발가락 바깥쪽에서 발뒤꿈치 방향으로 만지면 높이 솟은 곳의 바로 뒤에 있는 곳

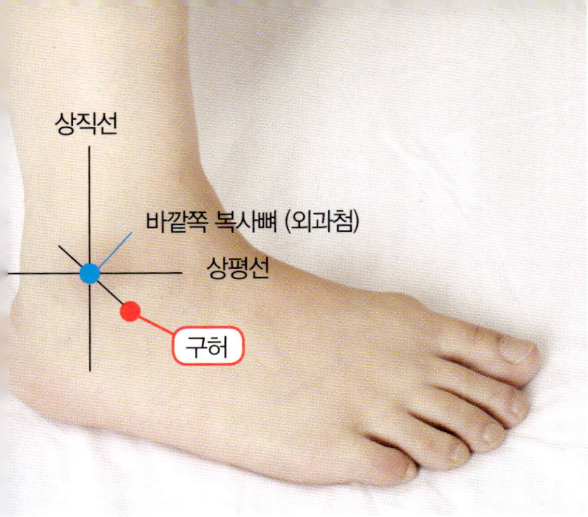


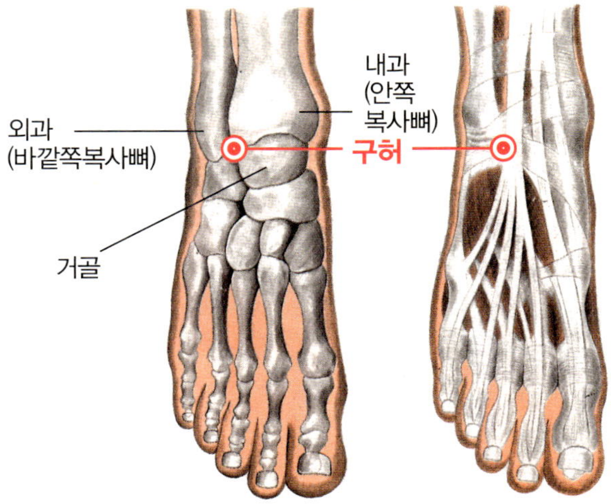


# 구허 丘墟

## 혈자리

발을 굴절할 때, 바깥쪽 복사뼈의 앞쪽 아래에 움푹 들어간 부위이다.

## 핵심질환

발목염좌, 좌골신경통, 담낭염, 흉협통 등이다.

## 주요효능

- 늑간신경통, 담석증, 옆구리가 결릴 때 효과가 뛰어나다.
- 담경(膽經)의 상태를 이 혈로 진단하고 치료하는 중요한 혈이며, 족소양담경의 원혈이다.

## 진단

발목이 염좌되었을 때 바깥쪽에 통증이 있으면 구허를 취혈하고 안쪽에 통증이 있으면 상구를 취혈한다.

---

**원혈** 장부(臟腑)의 원기(原氣)가 강물이 흐르듯 끊이지 않고 지나가는 혈(穴)

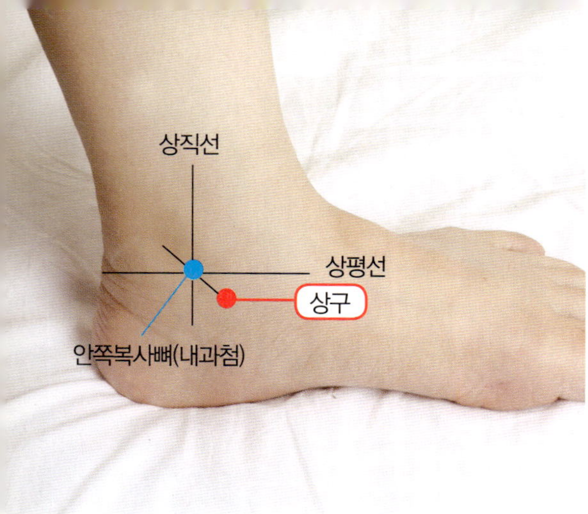


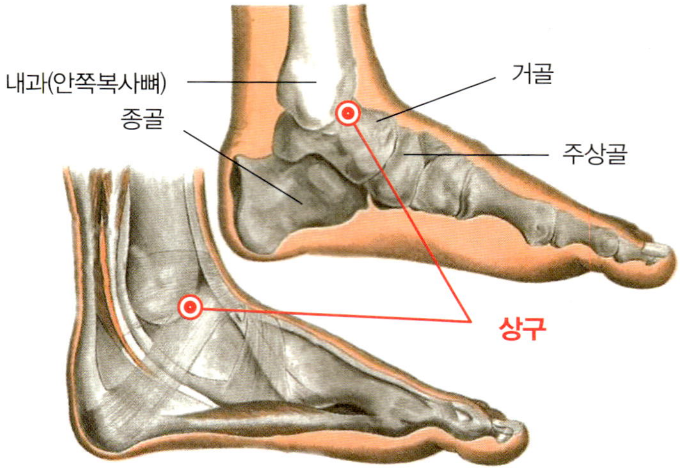


# 상구 商丘

## 혈자리

안쪽 복사뼈의 앞쪽 아래에 움푹 들어간 부위이다.

## 핵심질환

발목염좌, 위염, 장염, 소화불량, 부종, 각기, 복창, 위하수증 등이다.

## 주요효능

- 발등이 붓고 아프거나 발목 안쪽이 삐었을 때 효과가 뛰어나다.
- 각종 소화기 질환 및 탈장에 효과적이다.

## 진단

발목이 염좌되었을 때 바깥쪽 염좌는 구허를 취혈하고 안쪽 염좌는 상구를 취혈한다.

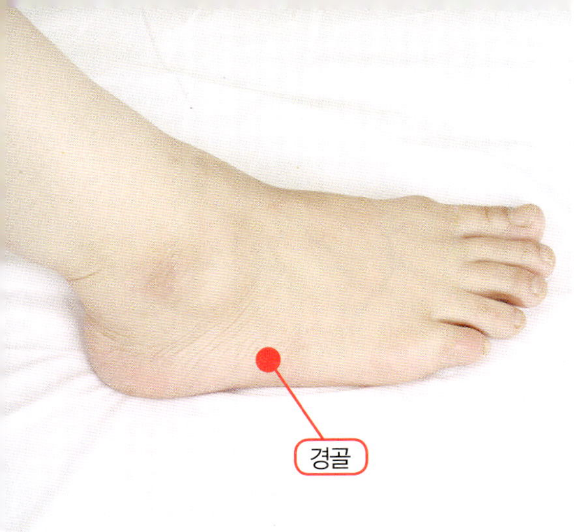


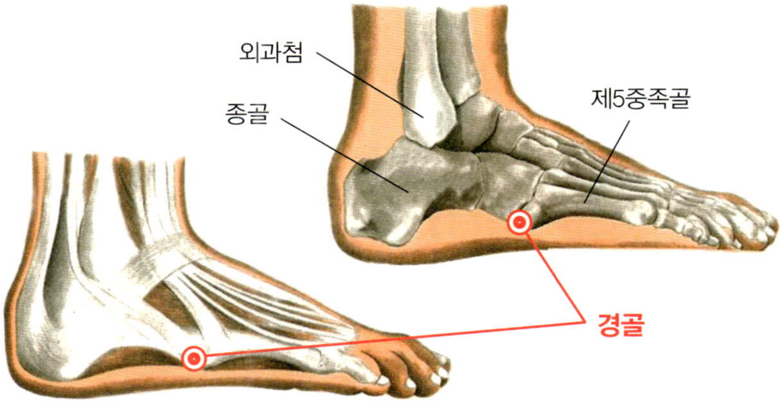


# 경골 京骨

## 혈자리

새끼발가락 바깥쪽에서 발뒤꿈치 방향으로 촉진하면 제 5중족골이 끝나는 부위에 높이 솟은 뼈가 있다. 이 때 뒤쪽 아래(赤白肉際) 움푹 들어간 부위이다.

## 핵심질환

발목염좌, 두통, 흉막염, 요퇴통, 항강(목이 뻣뻣하고 아프며 잘 돌리지 못하는 증상) 등이다.

## 주요효능

발에 통증이 있거나 정강이가 올라가지 않고, 혹은 다리를 움직이기 불편할 때 사용하며, 족태양방광경의 원혈이다.

## 수기운동요법

- 시술자는 엄지손가락으로 경골을 힘껏 누르면서 살살 돌린다. 이 자극을 3~5분 동안 실행한다.

  * 시술자가 경골을 눌러 자극할 때, 피시술자의 통증 상태를 확인하면서 피시술자가 통증을 받아들일 수 있도록 적당하게 누른다.

---

**원혈** 장부(臟腑)의 원기(原氣)가 강물이 흐르듯 끊이지 않고 지나가는 혈(穴)

# 다리에 쥐가 날 때

1. 승산
2. 위중
3. 양릉천

# 다리에 쥐가 날 때

## 원인 및 증상

- 다리에 생기는 쥐는 지나친 피로, 혈액순환장애, 수분과 전해질 부족, 과도한 운동, 준비운동 부족 등으로 발생한다.
- 쥐가 나는 것은 근육이 빠르게 수축하여 일시적으로 근육에 경련이 나타나는 현상이다. 주로 하체나 종아리 부위에 많이 나타난다.
- 다리에 쥐가 날 때, 기본혈은 승산이며, 보조혈은 위중, 양릉천이다.

## * 다리에 쥐가 날 때의 특효 치료혈

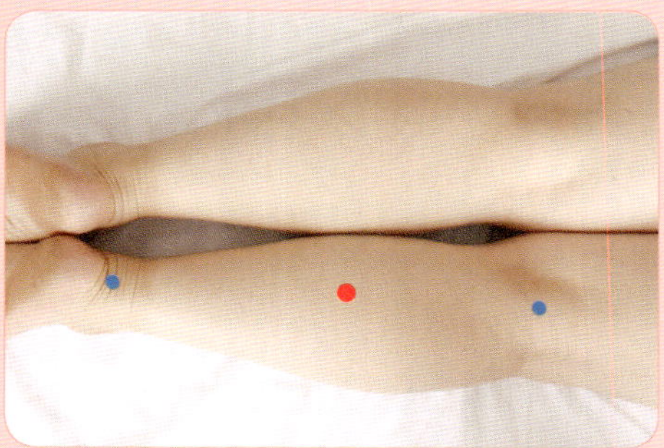

**승산(承山)**
엎드려서 발끝에 힘을 주고 발끝을 당기면 "人"자형으로 움푹 들어간 곳

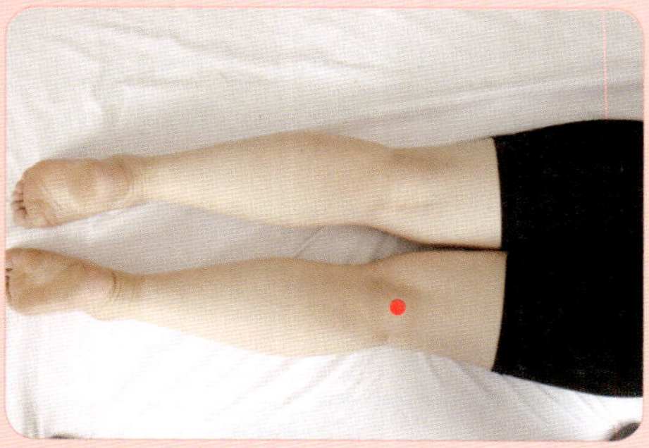

**위중(委中)**
무릎의 안쪽에 있는 횡문 가운데에 위치한 지점

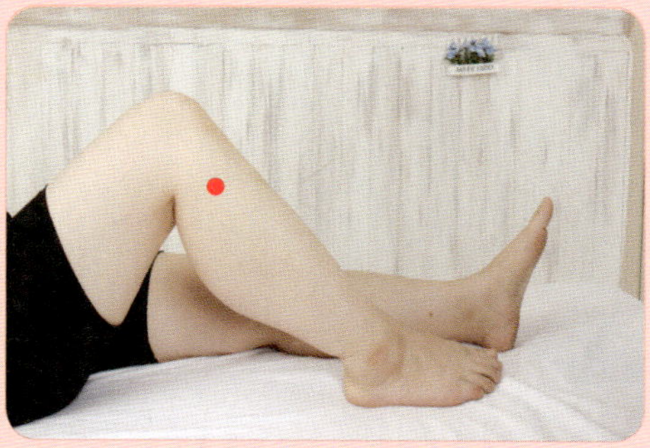

**양릉천(陽陵泉)**
무릎을 굽혀 바깥쪽에 튀어나온 뼈(비골두) 앞쪽 바로아래 오목하게 들어간 부위

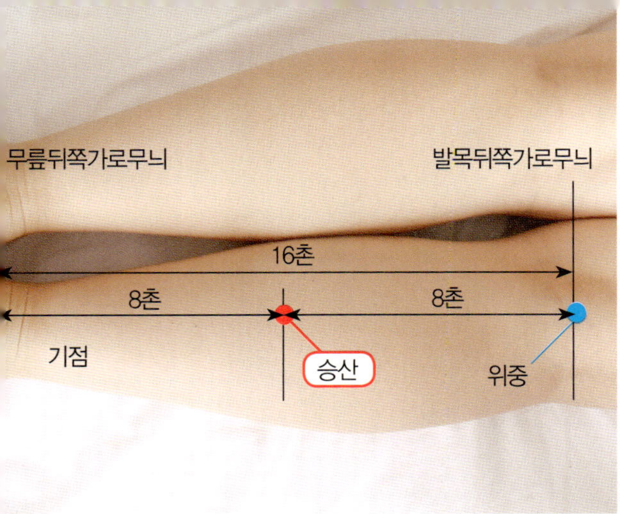


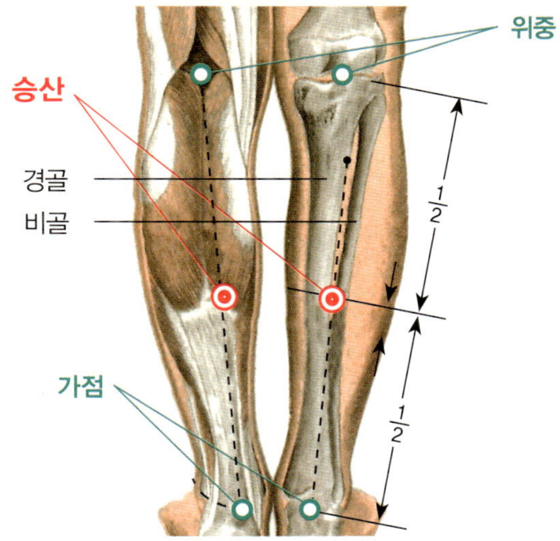


# 승산 承山

## 혈자리

- 엎드려서 발 끝에 힘을 주고 발끝을 당기면 "人"자형으로 움푹 들어간 곳이다.
- 무릎 뒤 횡문 중앙의 위중과 양쪽 복사뼈 높이의 발뒤축 중앙과의 중간 부위이다.

## 핵심질환

요퇴통, 좌골신경통, 비복근경련, 치질, 탈항 등이다.

## 주요효능

주로 좌골신경통에 적용한다. 대체적으로 슬하 근육의 통증과 항문 질환에 효과적이다.

## 적용근육

비복근

## 수기운동요법

- 시술자는 엄지손가락으로 피시술자의 쥐가 난 쪽 다리의 승산이 자극되도록 약간 세게 누르면서 살살 돌린다. 이 자극을 3~5분 동안 실행한다.

  * 시술자가 승산을 눌러 자극할 때, 피시술자의 통증 상태를 확인하면서 피시술자가 통증을 받아들일 수 있도록 적당하게 누른다.

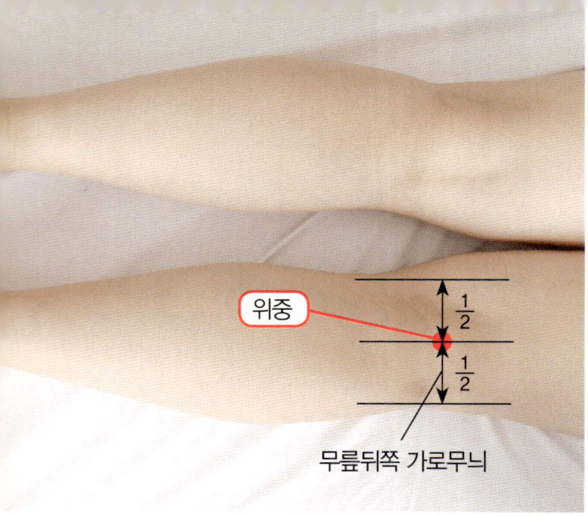


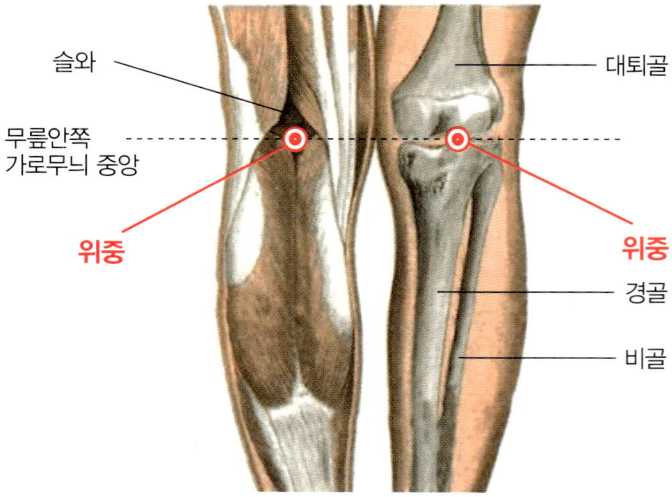


# 위중 委中

## 혈자리

무릎의 안쪽에 있는 가로무늬(横紋) 가운데에 위치한 부위이다.

## 핵심질환

요배통, 좌골신경통, 무릎관절통, 비복근경련 등이다.

## 주요효능

- 허리와 등 부위에 통증이 있을 때 명혈로서, 주요 효능은 요통을 치료하는 것이다.
- 발의 통증을 제거하는 보조혈로서 치료 효과가 좋다.

## 적용근육

주 근육은 슬와근이다.

## 진단

허리통증을 호소할 때, 위중의 좌측과 우측을 눌러보아 통증이 심한 쪽을 확인한다. 또한 양쪽 허리의 통증도 동시에 확인한다.

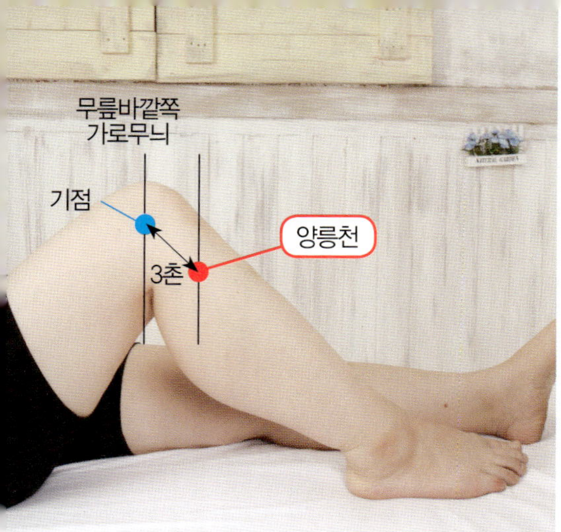


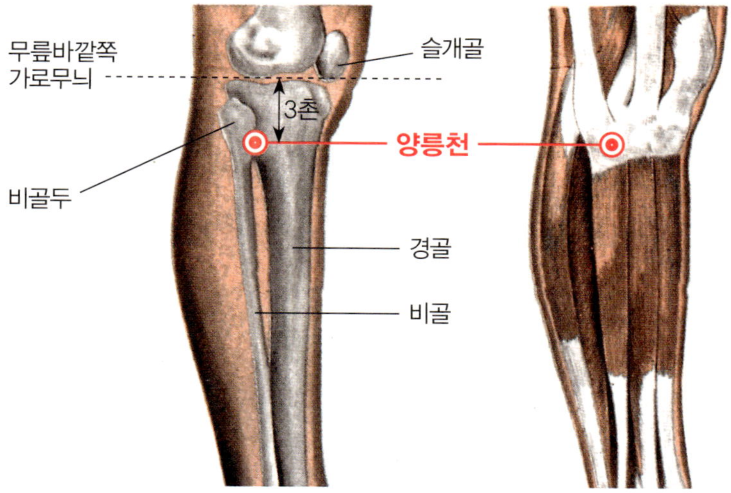


# 양릉천 陽陵泉

## 혈자리

무릎을 굽혔을 때 바깥쪽에 튀어나온 뼈(비골두)에서 앞쪽 바로 아래 오목하게 들어간 부위이다.

## 핵심질환

요통, 좌골신경통, 무릎관절통, 늑간신경통, 반신불수, 각기, 담낭염 등이다.

## 주요효능

- 요통, 무릎관절통에 필수혈이며, 머리끝에서 발끝까지 근육에 관련된 병에 매우 효과적이다.
- 습열을 제거해주고 근육을 튼튼하게 해주며, 근육의 병적증상으로 운동장애시 효능이 좋으며, 경련을 일으킬 때에도 효과적이다.

## 적용근육

장비골근, 장지신근 등이다.

## 진단

허리가 아픈 사람의 양쪽 양릉천을 누른다. 이 때 통증의 정도를 파악하여 허리의 상태를 확인한다. 많이 아픈 쪽 양릉천이 약간 단단하게 뭉쳐진 것을 느낄 수 있다.

# 멀미

1. 예풍
2. 태계
3. 지기

# 멀미

## 원인 및 증상

- 멀미는 불규칙한 움직임에 대한 신체반응이다. 우리 몸이 불규칙하게 움직일 때 그 움직임이 내이(귀속)의 세반고리관에 전달된다.
- 멀미란 차, 배, 비행기 등에서 인체의 흔들림으로 인해 메스껍고 어지럼증이 생기는 증상이다.
- 멀미를 치료하는 기본혈은 예풍이고, 보조혈은 태계, 지기이다.

## * 멀미의 특효 치료혈

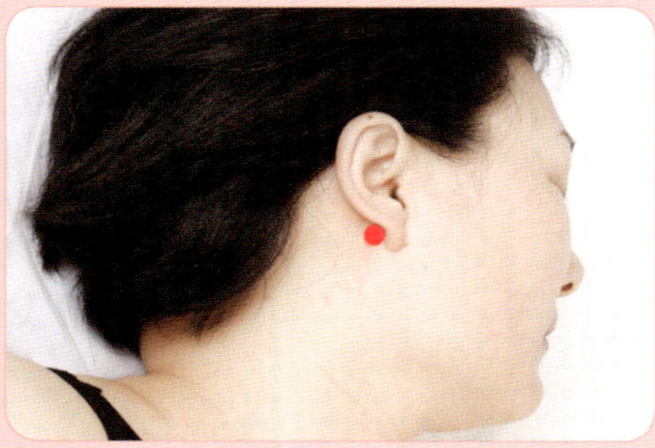

**예풍(翳風)**
앉은 자세로 귓불의 하부에 손을 대면 유양돌기 앞부분에 오목한 곳

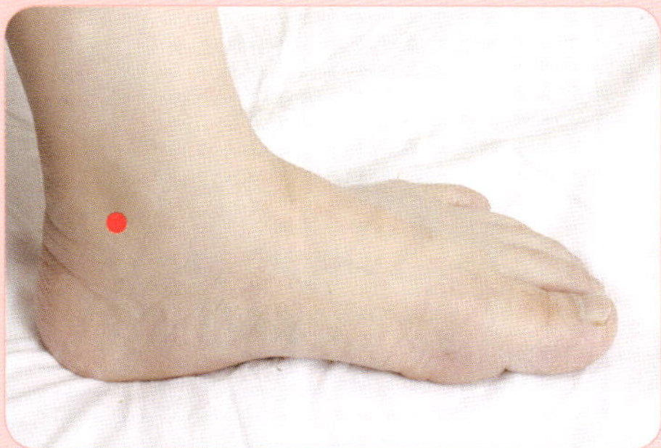

**태계(太谿)**
발을 밖으로 돌려 안쪽 복사뼈와 아킬레스건 중앙 지점

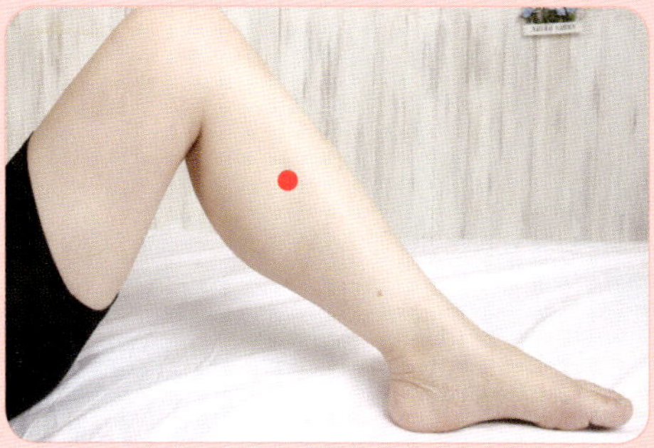

**지기(地機)**
음릉천에서 손가락 네 개를 모아 횡문선이 끝나는 부위 / 음릉천 아래 3촌 되는 부위

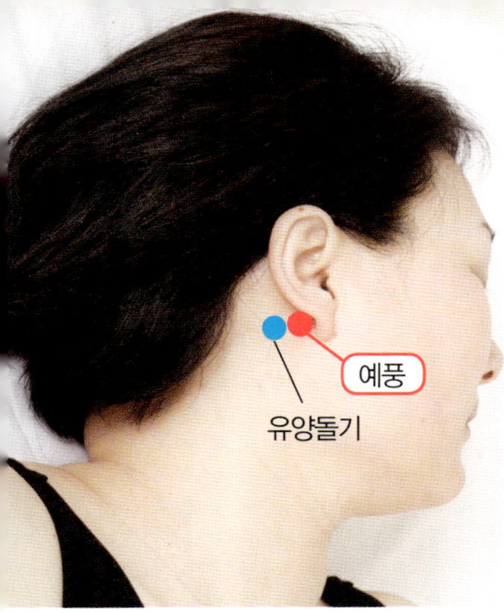


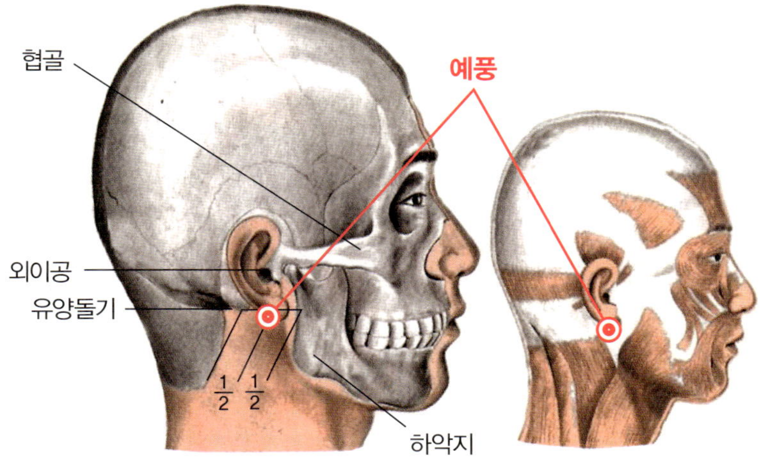


# 예풍 翳風

## 혈자리

귓불 뒷부분에 손가락을 대면 움푹 들어간 부위이다.

## 핵심질환

이명, 악관절염, 치통, 안통, 시력장애, 안면신경마비 등이다.

## 주요효능

- 멀미에 효과가 뛰어나다.
- 이명, 이하선염, 안면신경마비, 삼차신경통 치료에 가장 효과적이다.

## 수기운동요법

- 시술자는 엄지손가락으로 예풍이 자극되도록 약간 세게 누르면서 살살 돌린다. 이 자극을 3~5분 동안 실행한다.

  * 시술자가 예풍을 눌러 자극할 때, 피시술자의 통증 상태를 확인하면서 피시술자가 통증을 받아들일 수 있도록 적당하게 누른다.

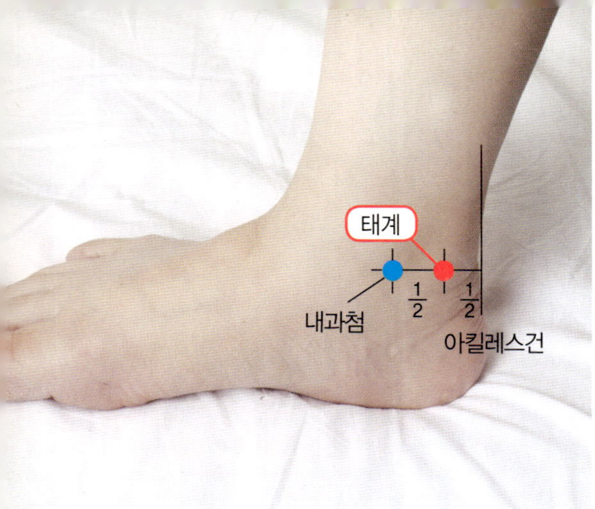


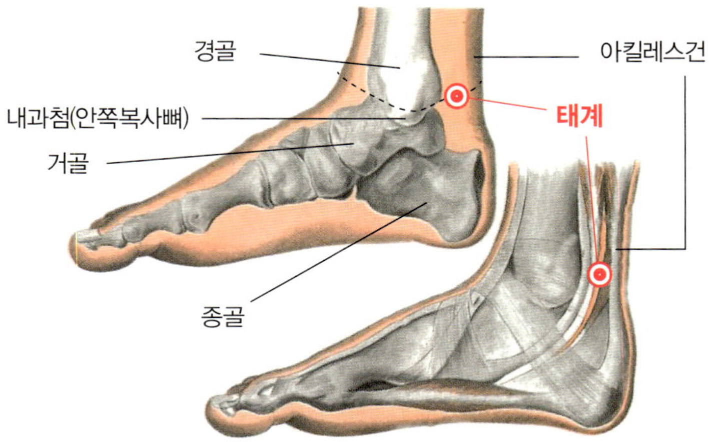


# 태계 太谿

## 혈자리

발을 밖으로 돌려 안쪽 복사뼈와 아킬레스건 중앙 지점이다.

## 핵심질환

신염(腎炎), 방광염, 월경불순, 요통, 이명, 신경쇠약, 탈모, 족저통 등이 있다.

## 주요효능

신을 보하는 작용(益腎)과, 열을 내려주는 작용(淸熱), 건요슬(健腰膝)의 효능이 있으며 노인질환의 대표혈이며 족소음신경에 원혈이다.

## 진단

좌측 신장에 이상이 있으면 좌측 태계에 통증이 있고, 우측 신장에 이상이 있으면 우측 태계에 통증이 있다.

## 수기운동요법

시술자는 피시술자의 태계를 자극하고 발을 굽히고 펴는 운동을 3~5회 실행한다.

* 시술자가 태계를 누를 때, 피시술자의 통증 상태를 확인하면서 피시술자가 통증을 받아들일 수 있도록 적당하게 누른다.

---

**원혈** 장부(臟腑)의 원기(原氣)가 강물이 흐르듯 끊이지 않고 지나가는 혈(穴)

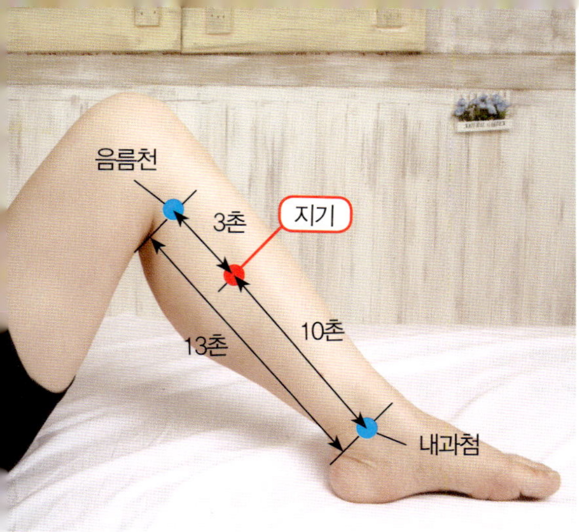


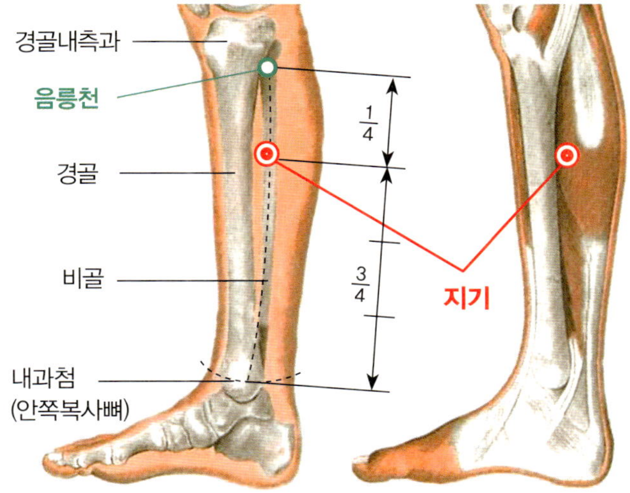


# 지기 地機

## 혈자리

- 음릉천에서 손가락 네 개를 모아 횡문선이 끝나는 부위이다.
- 음릉천 아래 3촌 되는 부위이다.

## 핵심질환

입술질환, 당뇨병, 월경불순, 복창, 유정, 부종, 멀미 등이다.

## 주요효능

- 초기 당뇨병을 진단할 수 있으며 치료효과도 좋다.
- 소화불량, 위산과다, 급성위염, 하퇴수종, 무릎관절염 등에 효과적이다.

## 진단

당뇨병이 초기이거나 비장기능이 급성질환인 경우 좌측에 나타나고, 만성인 경우에는 양쪽에 나타난다.

## 수기운동요법

시술자는 피시술자의 지기를 약간 세게 자극하고, 피시술자는 다리를 엉덩이쪽으로 최대한 굽히고, 3~4초 동안 멈춘 후 무릎을 서서히 편다. 3~5회 운동한다.

* 시술자가 지기를 누를 때, 피시술자의 통증상태를 확인하면서 피시술자가 통증을 받아들일 수 있도록 적절하게 누른다.

# 기타(단혈)

# 어깨뼈통증 肩胛痛症

## 원인 및 증상

- 과도한 컴퓨터작업 및 어깨를 무리하게 쓰는 직업, 일상생활에서의 잘못된 자세 및 행동 등으로 나타난다.
- 목과 어깨 부위에 넓게 통증이 나타나고, 보통 통증이 지속적으로 나타나며 심한 경우에는 통증으로 스스로 옷을 입거나 세면을 할 수 없을 정도로 일상생활에 불편을 느낀다.
- 어깨뼈통증을 치료하는 대표혈은 천종이다.

## * 어깨뼈통증의 특효 치료혈

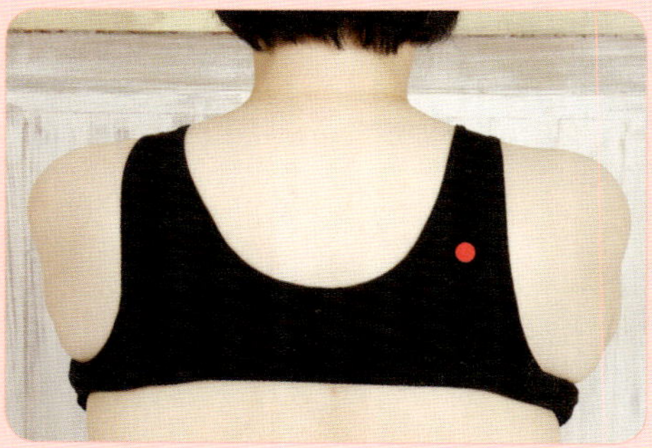

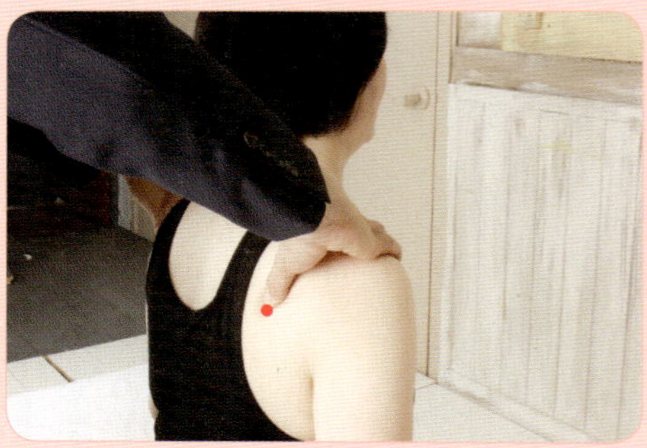

**천종(天宗)**

견갑극 하연의 중간에서 아래의 1촌 부위 / 견갑골의 오목한 곳에 위치하며, 누르면 통증이 심한 부위

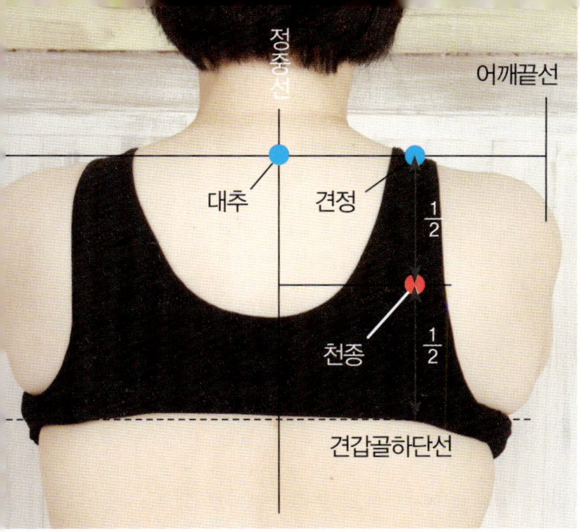


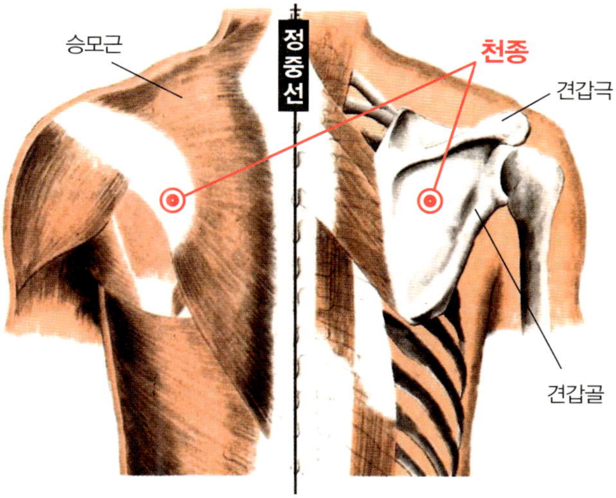


# 천종 天宗

## 혈자리

- 견갑극 하연의 중간에서 아래의 1촌 부위이며, 견정과 견갑골 하단선의 중간 부위이다.
- 견갑골의 오목한 곳에 위치하며, 누르면 통증이 심한 부위이다.

## 핵심질환

견비통, 흉통, 견갑골 통증, 오십견, 등이다.

## 주요효능

- 상완신경통, 늑간신경통, 상지(上肢)의 거상불능(擧上不能), 흉막염이다.
- 우천종(右天宗)은 간병, 좌천종(左天宗)은 심장병에 효과가 매우 좋다. 여성의 유방과 관계되어 유부족과 유선염에도 효과가 좋다.

## 진단

우측 어깨뼈에 이상이 있으면 우천종에 통증이 있고, 좌측 어깨뼈에 이상이 있으면 좌천종에 통증이 있다.

# 입술질환 헤르페스 바이러스

## 원인 및 증상

- 선천적으로 비위가 약한 사람은 스트레스를 받거나 과로하면 소화가 안 되고, 입술에 질환이 발생하게 된다.
- 발병 초기에는 입술이 건조하거나 갈라지게 되고, 시일이 경과하면 입술이 터지고 수포가 생긴다.
- 심한 경우에는 1개월 이상 지속되어 많은 불편을 초래한다.
- 입술질환을 치료하는 대표혈은 지기이다.

## ＊ 입술질환의 특효 치료혈

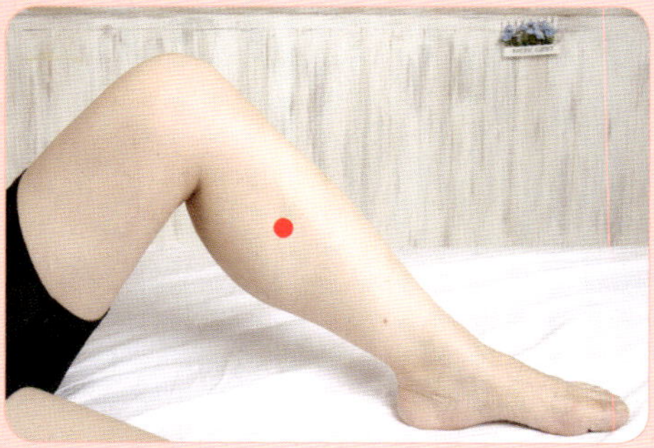

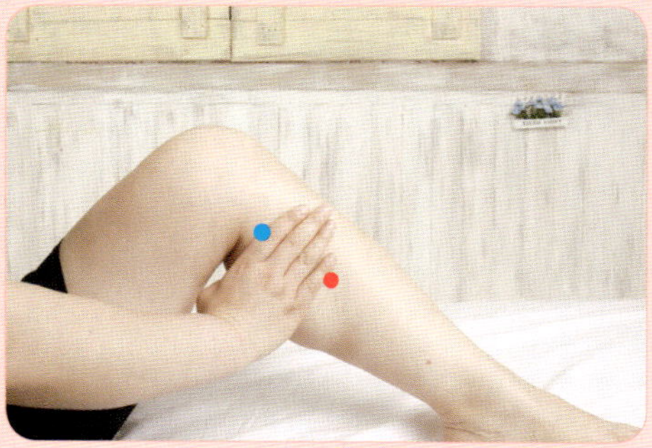

**지기(地機)**
음릉천에서 손가락 네 개를 모아 횡문선이 끝나는 부위 / 음릉천 아래 3촌 되는 부위

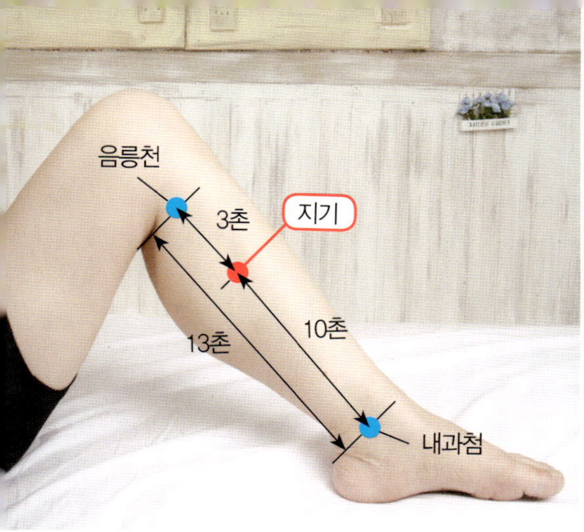


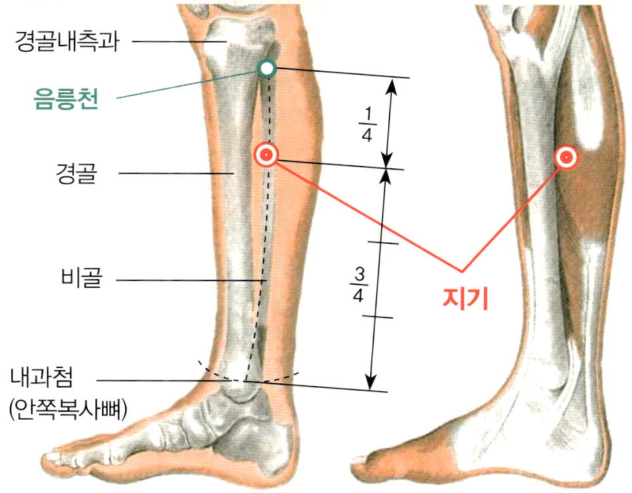


# 지기 地機

## 혈자리

- 음릉천에서 손가락 네 개를 모아 횡문선이 끝나는 부위이다.
- 음릉천 아래 3촌 되는 부위이다.

## 핵심질환

입술질환, 당뇨병, 월경불순, 복창, 유정, 부종, 멀미 등이다.

## 주요효능

- 초기 당뇨병을 진단할 수 있으며 치료효과도 좋다.
- 소화불량, 위산과다, 급성위염, 하퇴수종, 무릎관절염 등에 효과적이다.

## 진단

당뇨병이 초기이거나 비장기능이 급성질환인 경우 좌측에 나타나고, 만성인 경우에는 양쪽에 나타난다.

## 수기운동요법

시술자는 피시술자의 지기를 약간 세게 자극하고, 피시술자는 다리를 엉덩이쪽으로 최대한 굽히고, 3~4초 동안 멈춘 후 무릎을 서서히 편다. 3~5회 운동한다.

* 시술자가 지기를 누를 때, 피시술자의 통증상태를 확인하면서 피시술자가 통증을 받아들일 수 있도록 적절하게 누른다.

# 입냄새 口臭

## 원인 및 증상

- 구강, 치아, 비강, 상기도, 위 등의 질병은 소화기계와 호흡기계 질병으로 인해 발생한다.
- 호흡기계로 발생한 질병은 그 기관을 치료하고, 위에 열이 발생하는 것은 소화기 질환이 원인으로, 입 냄새가 심하여 타인에게 불편을 줄 수 있다.
- 입냄새를 치료하는 대표혈은 내정이다.

## ＊ 입냄새의 특효 치료혈

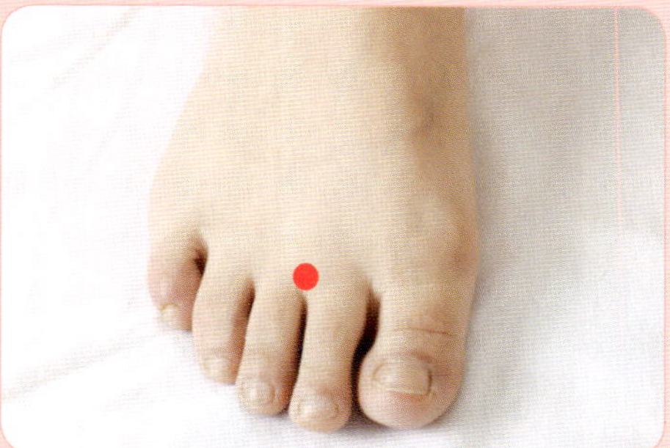

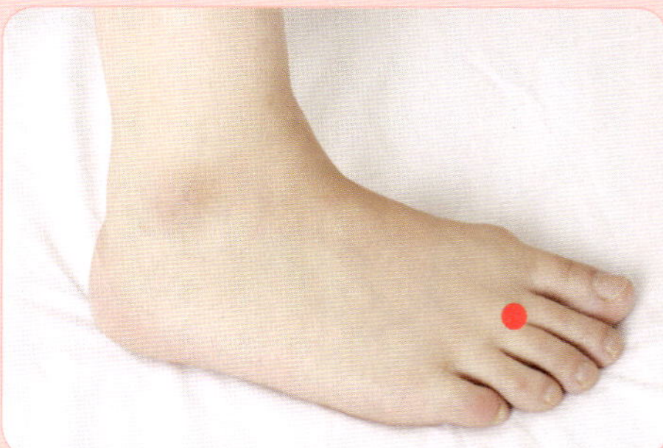

**내정(內庭)**
발가락의 제2지와 제3지 사이에 움푹 들어간 곳

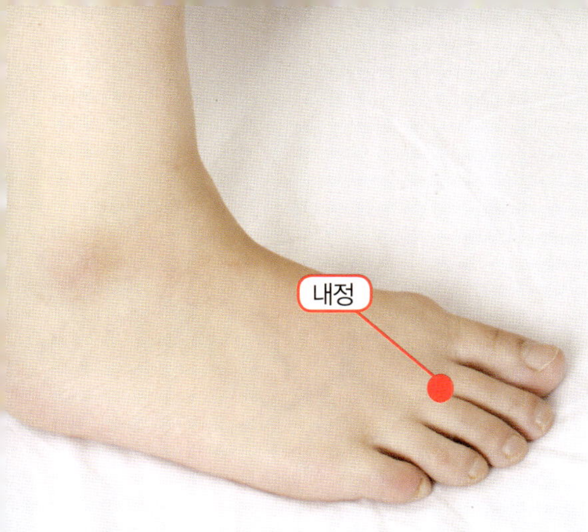


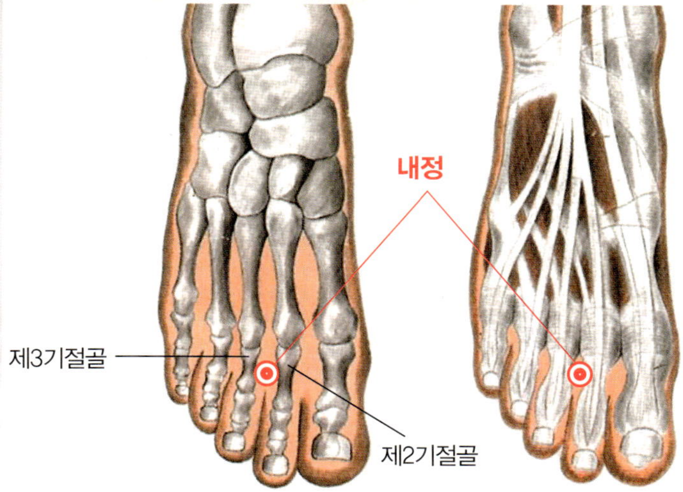


# 내정 內庭

## 혈자리

발가락의 제2지와 제3지의 사이에 움푹 들어간 곳이다.

## 핵심질환

급 · 만성장염, 위통, 편도선염, 수족냉증, 치통, 식중독 등이다.

## 주요효능

만성병에 효과가 있으며, 위장이 약화되어 배가 팽창하고 설사할 때 효과가 있다.

## 수기운동요법

- 시술자는 엄지손가락으로 피시술자의 내정이 자극되도록 약간 세게 누르고 살살 돌린다. 이 동작을 3~5분 동안 실행한다.

  * 시술자가 내정을 눌러 자극할 때, 피시술자의 통증 상태를 확인하면서 피시술자가 통증을 받아들일 수 있도록 적당하게 누른다.

# 손목통증

## 원인 및 증상

- 과도한 컴퓨터작업 및 스마트폰 사용자, 손목을 많이 사용하는 미용사, 가정주부 등에서 많이 발생한다.
- 초기에는 손목이 약간 불편하지만, 조금 더 심해지면 손목을 움직이는 것도 불편하며, 아주 심하면 손가락의 움직임도 불편하여 일상생활에서 많은 어려움을 겪게 된다.
- 손목통증을 치료하는 대표혈은 양지이다.

## * 손목통증의 특효 치료혈

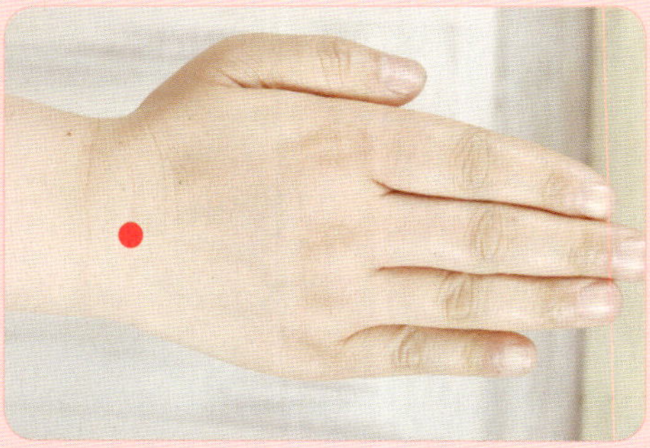

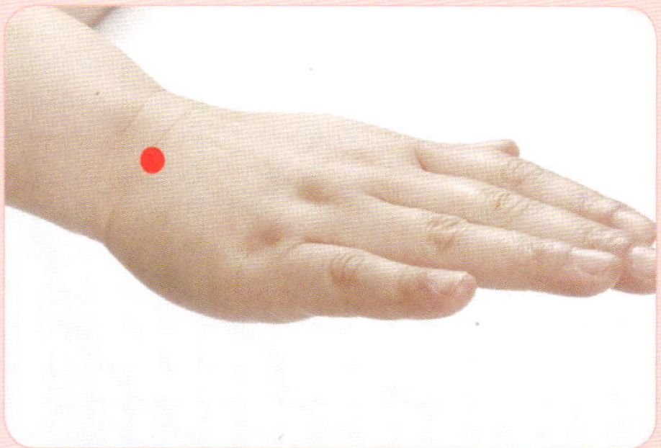

**양지(陽池)**

손등의 손목가로무늬 중앙아래(새끼손가락 방향) 움푹 들어간 부위

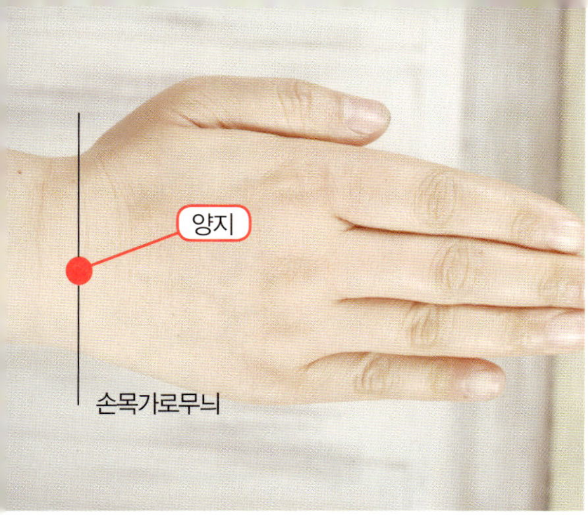


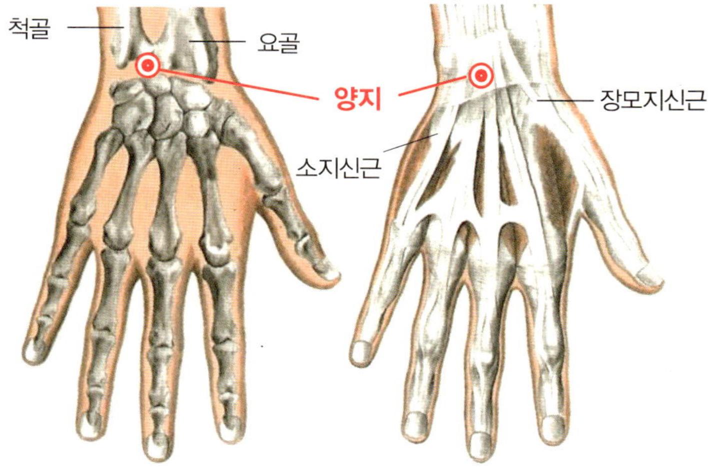


# 양지 陽池

## 혈자리

손등의 손목가로무늬 중앙아래(새끼손가락 방향) 움푹 들어간 부위이다.

## 핵심질환

손목통증, 오십견, 상지의 신경통 등이다.

## 주요효능

- 손목통증 및 손목관절에 이상이 있어 발생하는 모든 질환에 효과가 뛰어나다.
- 수소양삼초경의 원혈로서 상지의 신경통이나 류머티즘에도 효과가 있으며, 부인의 자궁위치부정을 교정하는 데 있어서도 효과가 좋다.

## 진단

손목을 아래로 굽히고, 뒤로 젖혀보아 불편한 곳을 확인한다.

## 수기운동요법

- 시술자는 엄지손가락으로 피시술자의 양지를 누르고 네 손가락을 아래에 받친다.
- 피시술자는 손을 앞으로 굽히고 뒤로 젖히는 것을 천천히 5회 반복하여 실행한다.

＊ 시술자가 양지를 눌러 자극할 때는 피시술자가 받아들일 수 있도록 적당한 압력으로 조절한다.

# Ⅳ 운동요법

## 어깨통증 肩臂痛 견정 肩井

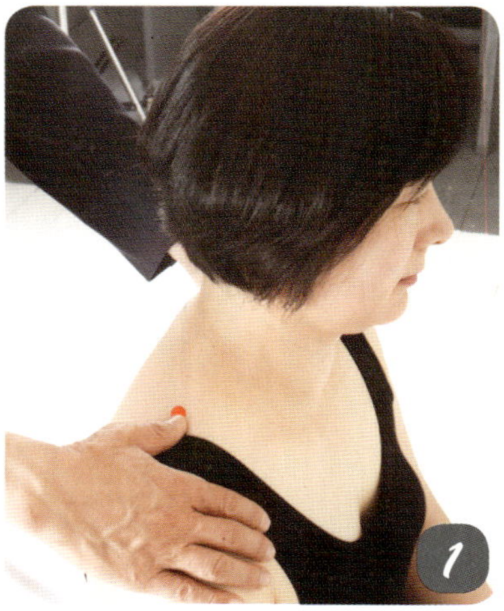

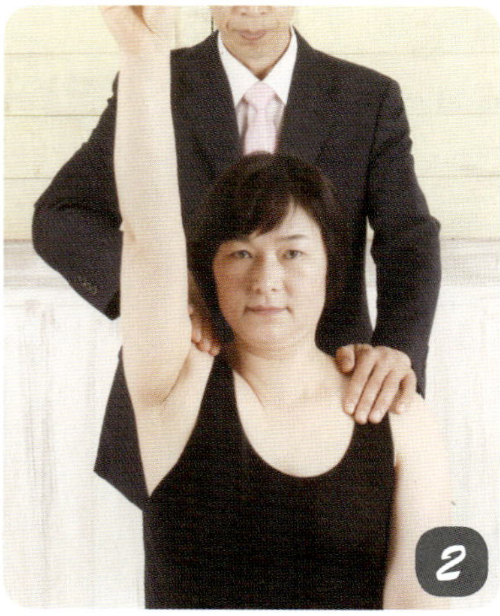

1. 피시술자는 편안한 자세로 앉는다.
   시술자는 이 운동이 끝날 때까지 한손의 엄지로 피시술자의 견정이 자극되도록 약간 세게 누른다. (그림 1)

2. 피시술자는 팔을 펴고 앞으로 최대한 올리고 3~4초 동안 멈추었다가 서서히 내린다.
   이 운동을 3~5회 실행한다. (그림 2)

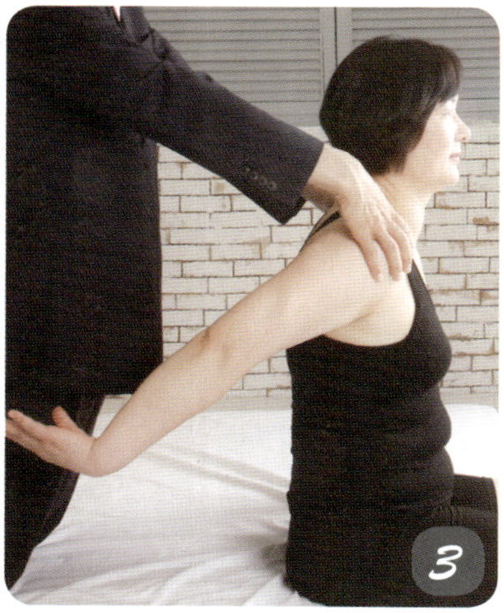

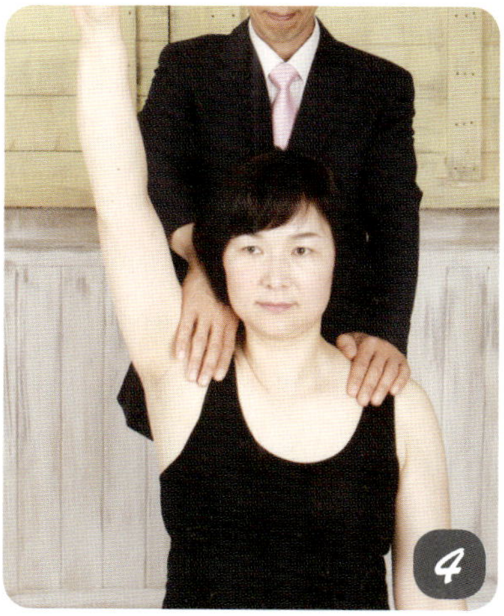

3. 피시술자는 팔을 펴고 뒤로 최대한 올리고 3~4초동안 멈추었다가 서서히 내린다.
   이 운동을 3~5회 실행한다. (그림 3)

4. 피시술자는 팔을 펴고 옆으로 최대한 올리고 3~4초동안 멈추었다가 서서히 내린다.
   이 운동을 3~5회 실행한다. (그림 4)

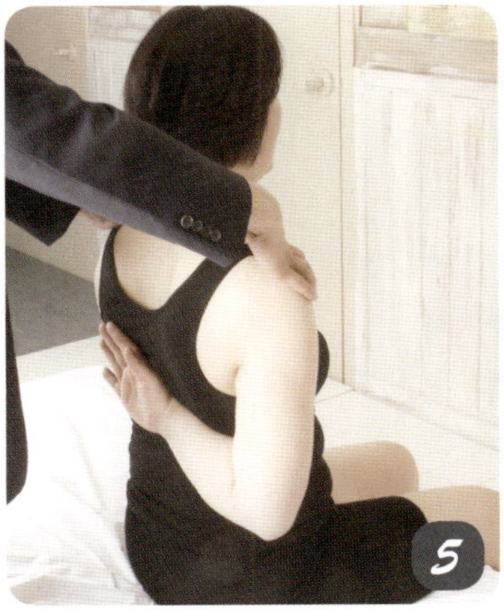

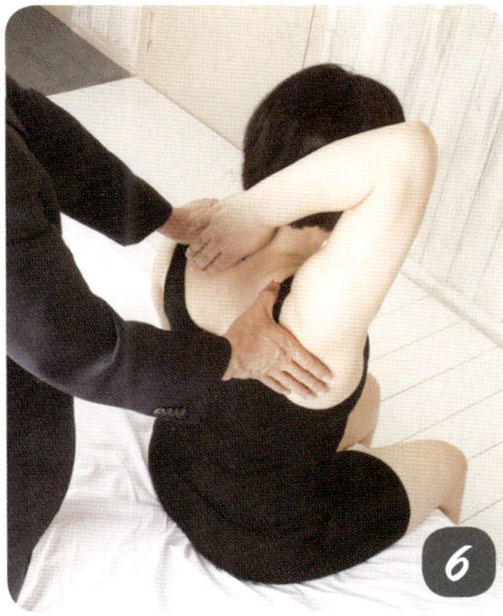

5. 피시술자는 팔을 굽혀 최대한 등 뒤로 올린다. 이때 3~4초 동안 멈추었다가 서서히 내린다. 이 운동을 3~5회 실행한다. (그림 5)

6. 피시술자는 팔을 굽혀 위에서 아래로 최대한 내리고 3~4초 동안 멈추었다가 서서히 위로 올린다. 이 운동을 3~5회 실행한다. (그림 6)

* 시술자가 견정을 누를 때, 피시술자의 통증 상태를 확인하면서 피시술자가 통증을 받아들일 수 있도록 적절하게 누른다.

## 어깨통증 肩臂痛 　　 대추 大椎

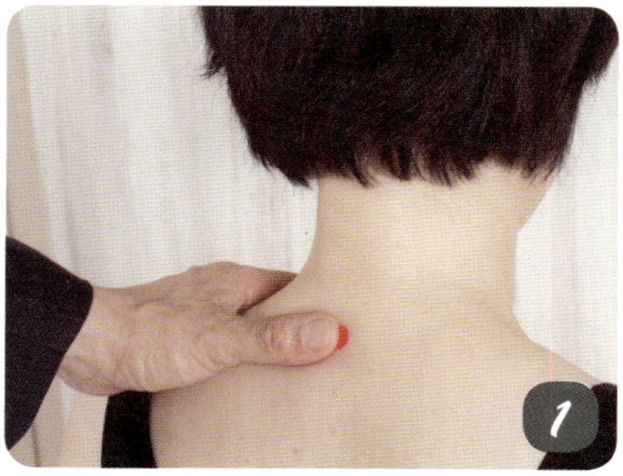

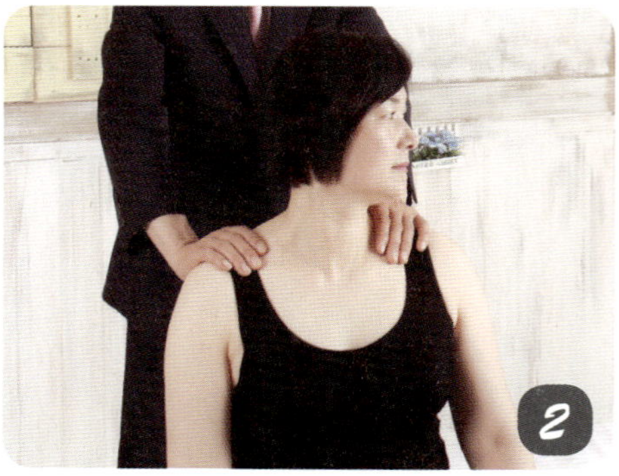

1. 피시술자는 어깨와 머리를 편안하게 한 자세로 앉는다. 시술자는 이 운동이 끝날 때까지 엄지로 피시술자의 대추가 자극되도록 약간 세게 누른다. (그림 1)
2. 피시술자는 목을 좌측으로 최대한 돌린 후 3~4초 동안 멈추었다가 목을 바로 한다. 이 운동을 3~5회 실행한다. (그림 2)

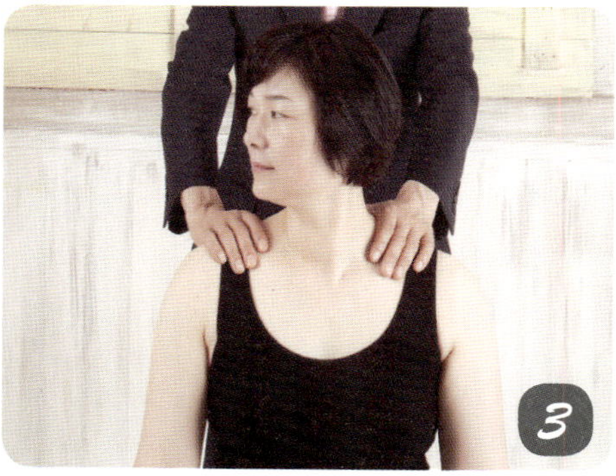

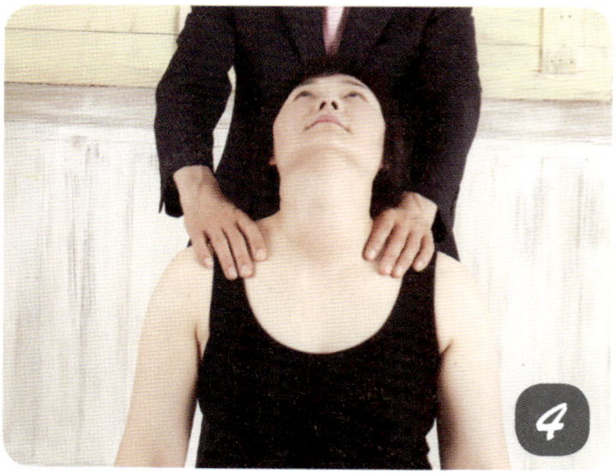

3. 피시술자는 목을 우측으로 최대한 돌린 후 3~4초 동안 멈추었다가 목을 바로 한다. 이 운동을 3~5회 실행한다. (그림 3)
4. 피시술자는 목을 최대한 뒤로 젖히고 3~4초 동안 멈추었다가 목을 서서히 편다. 이 운동을 3~5회 실행한다. (그림 4)

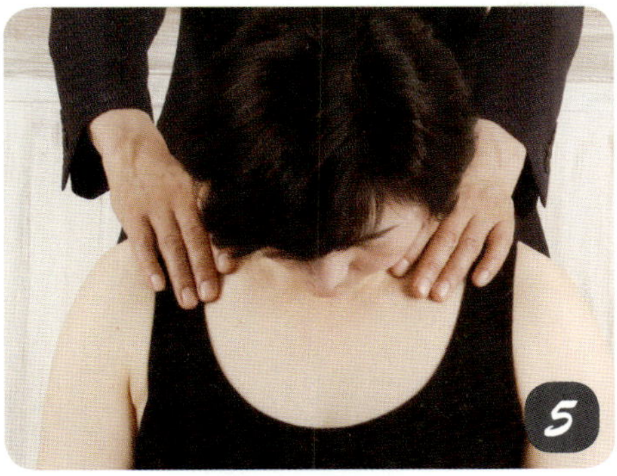


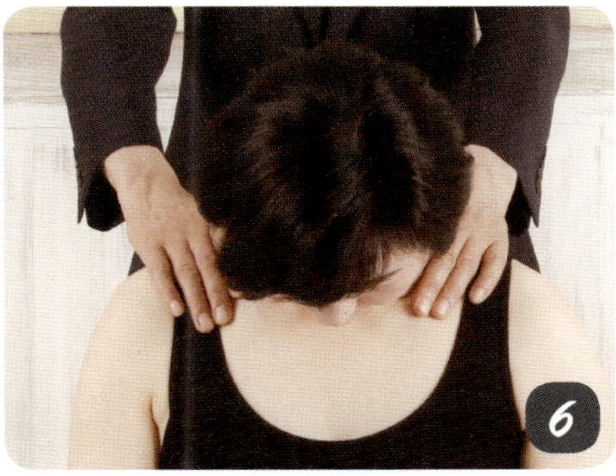


5. 피시술자는 목을 최대한 앞으로 숙이고 3~4초 동안 멈추었다가 목을 서서히 편다. 이 운동을 3~5회 실행한다. (그림 5, 6)

* 시술자가 대추를 누를 때, 피시술자의 통증 상태를 확인하면서 피시술자가 통증을 받아들일 수 있도록 적절하게 누른다.

## 어깨통증 肩臂痛 견우 肩髃

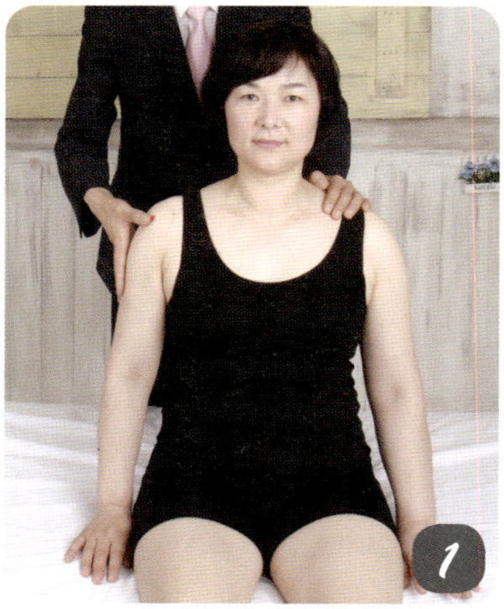

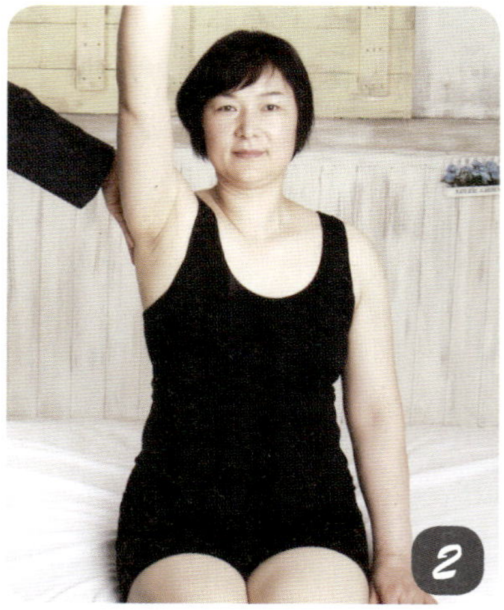

1. 피시술자는 편안한 자세로 앉는다. (그림 1)
   시술자는 이 운동이 끝날 때까지 엄지로 피시술자의 견우가 자극되도록 약간 세게 누른다.
2. 피시술자는 팔을 펴고 앞으로 최대한 올리고 3~4초 동안 멈추었다가 서서히 내린다. 이 운동을 3~5회 실행한다. (그림 2)

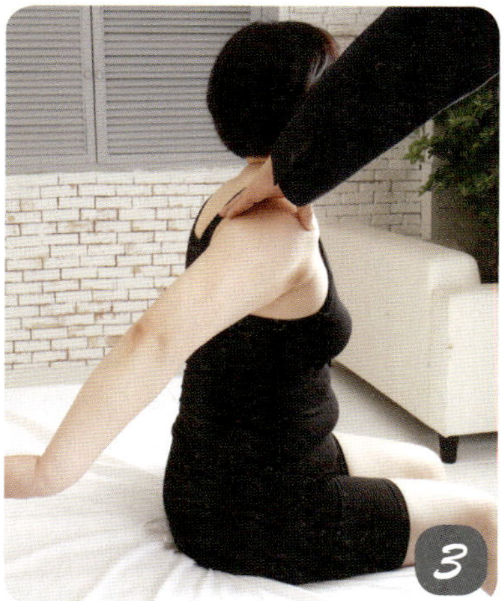

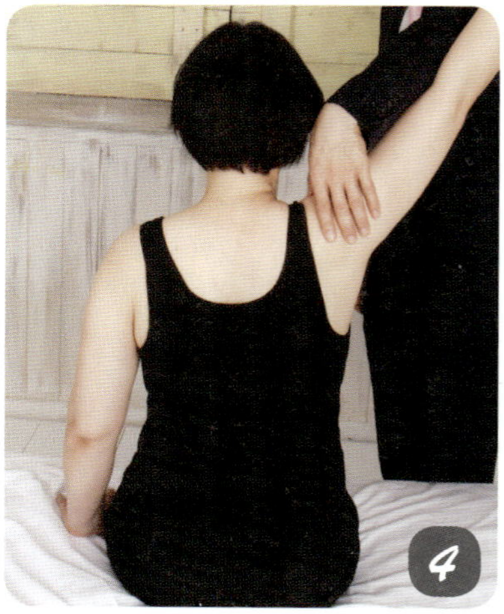

3. 피시술자는 팔을 펴고 뒤로 최대한 올리고 3~4초 동안 멈추었다가 서서히 내린다. 이 운동을 3~5회 실행한다. (그림 3)
4. 피시술자는 팔을 펴고 옆에서 최대한 위로 올리고 3~4초 동안 멈추었다가 서서히 내린다. 이 운동을 3~5회 실행한다. (그림 4)

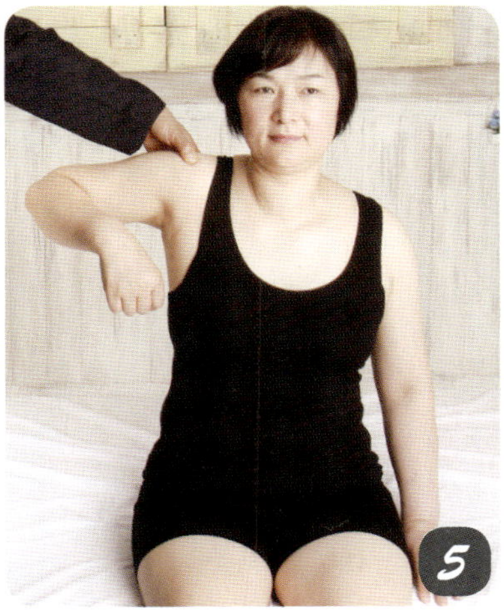


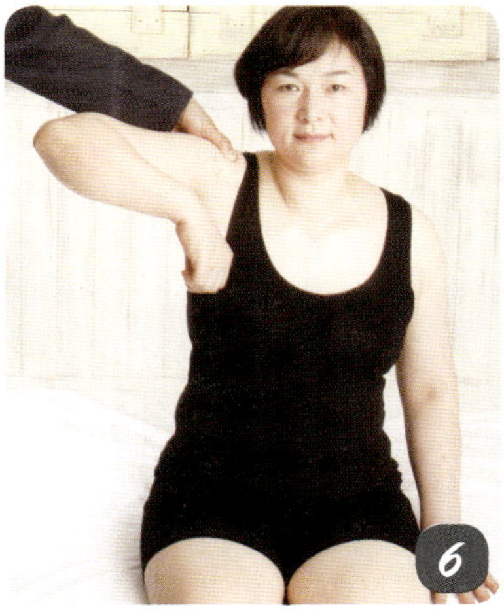


5. 팔을 굽히고 앞에서 뒤로, 뒤에서 앞으로 회전하는 이 운동을 3~5회 실행한다. (그림5, 6)

* 시술자가 견우를 누를 때, 피시술자의 통증 상태를 확인하면서 피시술자가 통증을 받아들일 수 있도록 적절하게 누른다.

## 허리통증 腰痛   **위중** 委中

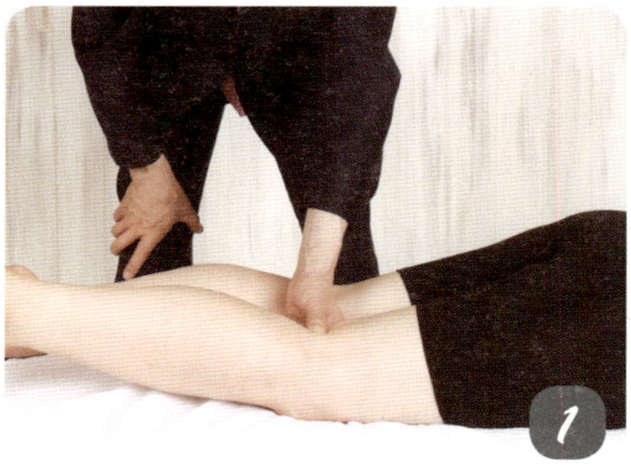


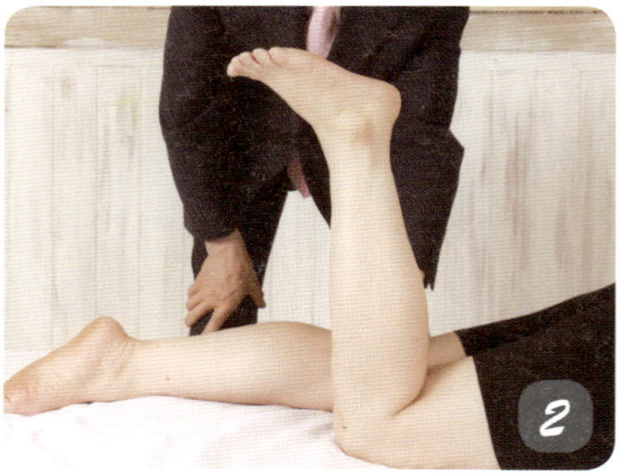


1. 피시술자는 팔을 굽히고 편안한 자세로 엎드린다.
   시술자는 이 운동이 끝날 때까지 엄지손가락으로 피시술자의 위중이 자극되도록 약간 세게 누른다. (그림 1)
2. 피시술자는 다리를 천천히 엉덩이 쪽으로 올려 최대한 굽히고 3~4초 동안 멈추었다가 서서히 다리를 편다. 이 운동을 3~5회 실행한다. (그림 2,3,4)

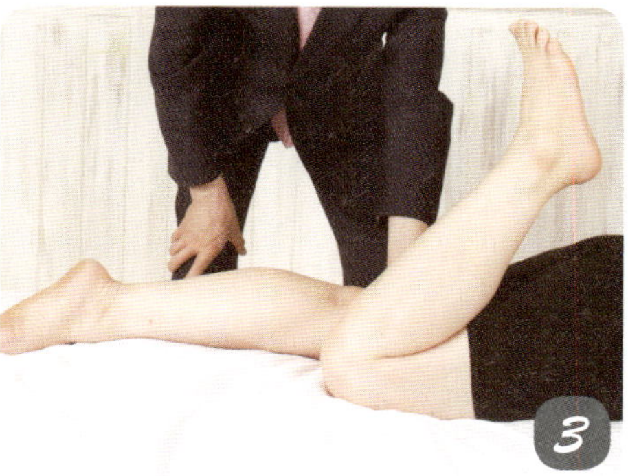


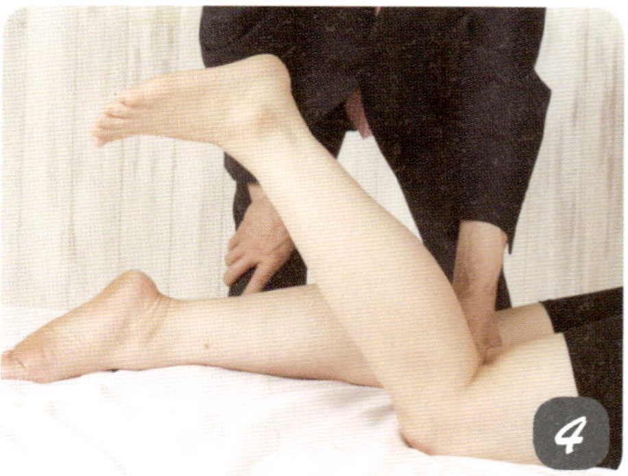


3. 반대쪽 위중도 같은 방법으로 운동요법을 실행한다.

* 시술자가 위중을 누를 때, 피시술자의 통증 상태를 확인하면서 피시술자가 통증을 받아들일 수 있도록 적절하게 누른다.

## 허리통증 腰痛　　요양관 腰陽關

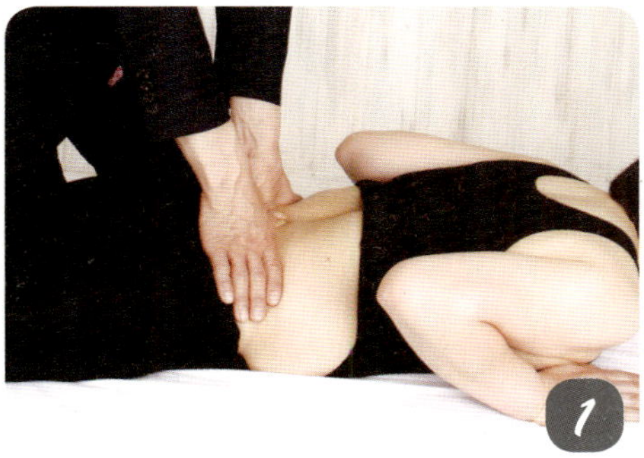

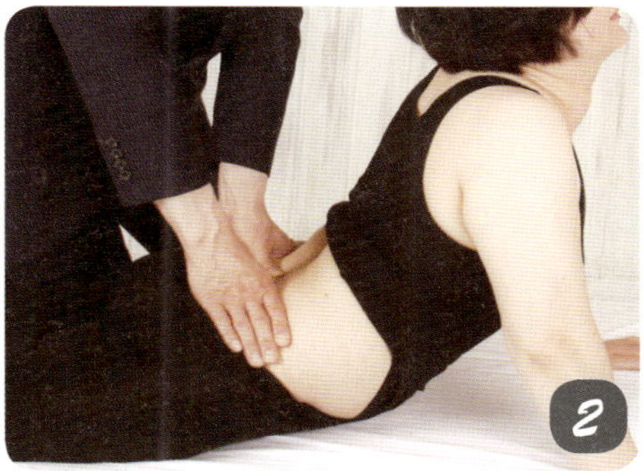

1. 시술자는 이 운동이 끝날 때까지 엄지손가락으로 피시술자의 요양관이 자극되도록 약간 세게 누른다. (그림 1)

2. 허리뼈(요추)가 뒤로 밀려나 후만 된 사람
   1) 피시술자는 엎드려서 양손을 어깨너비로 벌린다. (그림 1)
   2) 피시술자는 상체를 최대한 위로 올리고 3~4초 동안 멈추었다가 서서히 내린다. 이 운동을 3~5회 실행한다. (그림 2)

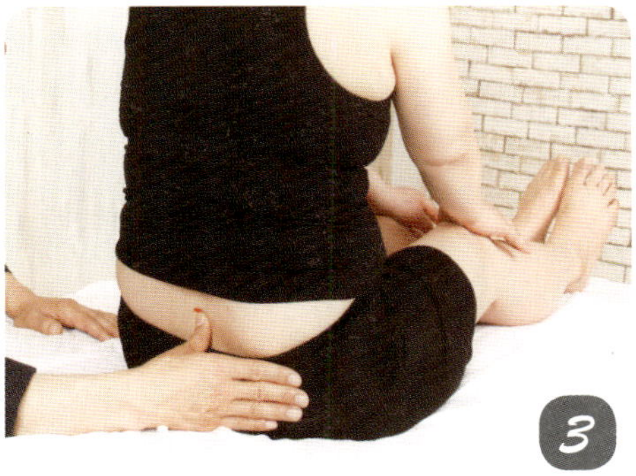

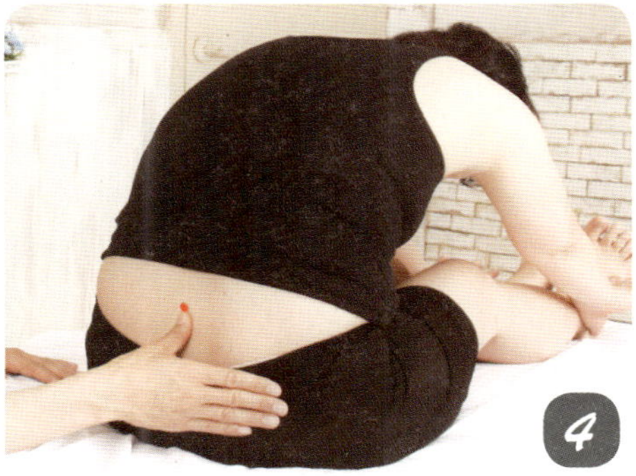

3. 허리뼈(요추)가 앞으로 들어가 전만 된 사람
   1) 피시술자는 그림과 같이 다리를 펴고 앉는다. (그림 3)
   2) 피시술자는 팔을 편 상태에서 상체를 최대한 앞으로 굽히고 3~4초 동안 멈추었다가 서서히 몸을 일으킨다. 이 운동을 3~5회 실행한다. (그림 4)

* 피시술자가 양손을 어깨너비로 하고 상체를 최대한 올릴 때 팔은 몸을 받쳐주는 역할을 한다. 가능한 몸을 이용하여 일으킨다.

* 시술자가 요양관을 누를 때, 피시술자의 통증 상태를 확인하면서 피시술자가 통증을 받아들일 수 있도록 적절하게 누른다.

## 허리통증 腰痛 　　양릉천 陽陵泉

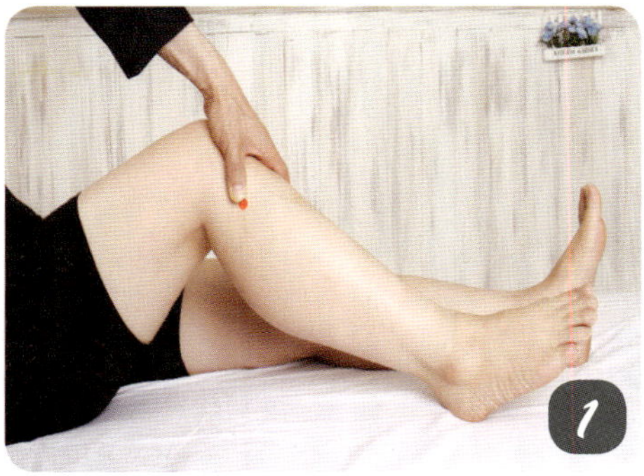

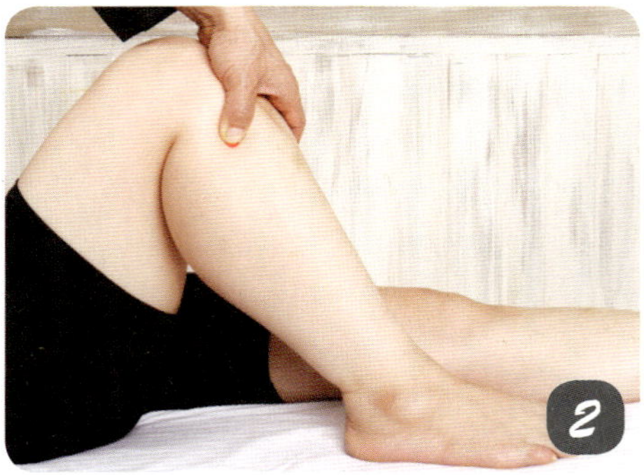

1. 피시술자는 팔을 어깨너비로, 등 뒤 바닥을 짚고 편안하게 앉는다. (그림 1)
   시술자는 이 운동이 끝날 때까지 엄지로 피시술자의 양릉천이 자극되도록 약간 세게 누른다.
2. 피시술자는 다리를 최대한 굽히고 3~4초 동안 멈추었다가 무릎을 서서히 편다.
   이 운동을 3~5회 실행한다. (그림 2, 3, 4)

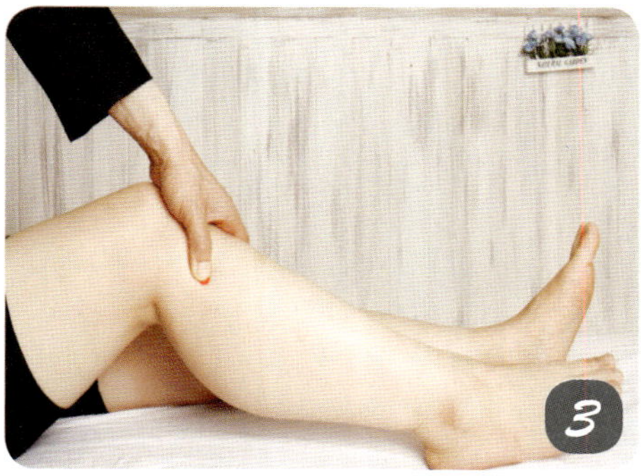

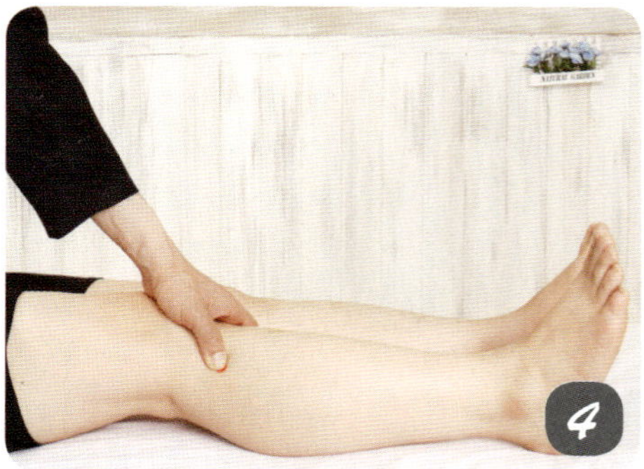

3. 많이 아픈 쪽을 먼저 운동하고, 반대쪽을 같은 방법으로 운동한다.

* 시술자가 양릉천을 누를 때, 피시술자의 통증 상태를 확인하면서 피시술자가 통증을 받아들일 수 있도록 적절하게 누른다.

## 무릎관절통 膝關節痛症 곡천 曲泉

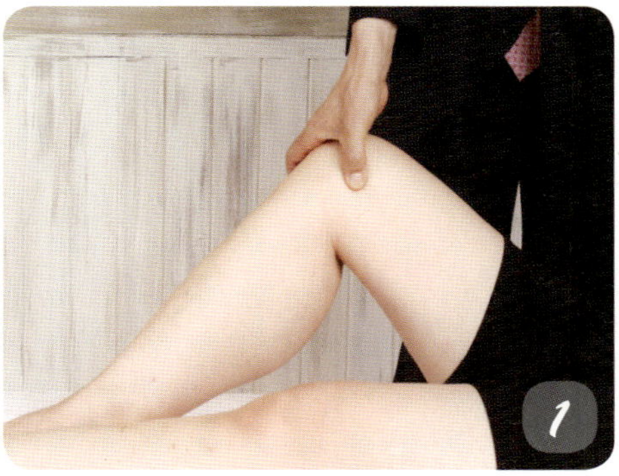

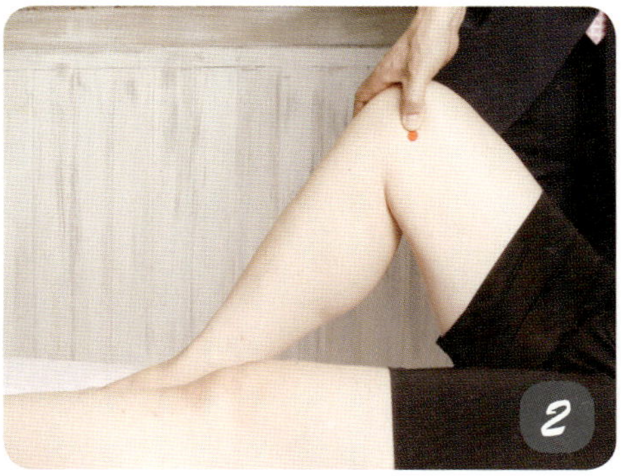

1. 피시술자는 팔을 어깨너비로, 등 뒤 바닥을 집고 편안하게 앉는다.
   시술자는 이 운동이 끝날 때까지 엄지로 피시술자의 곡천이 자극되도록 약간 세게 누른다. (그림 1)

2. 피시술자는 다리를 엉덩이 쪽으로 최대한 굽혔을 때와 무릎을 폈을 때 3~4초 동안 멈춘 후 무릎을 서서히 펴거나 굽힌다. 이 운동을 3~5회 실행한다. (그림 2, 3, 4)

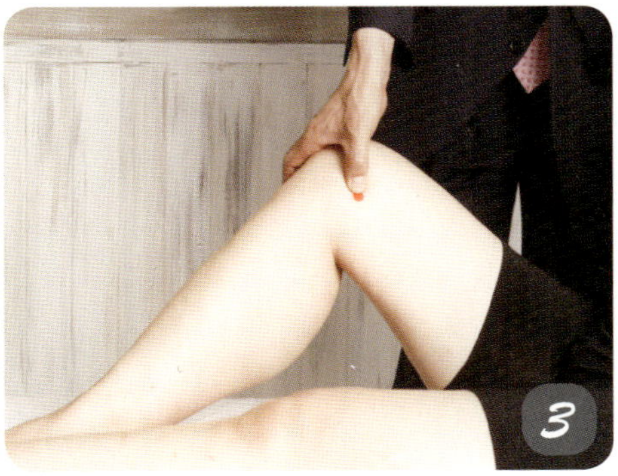

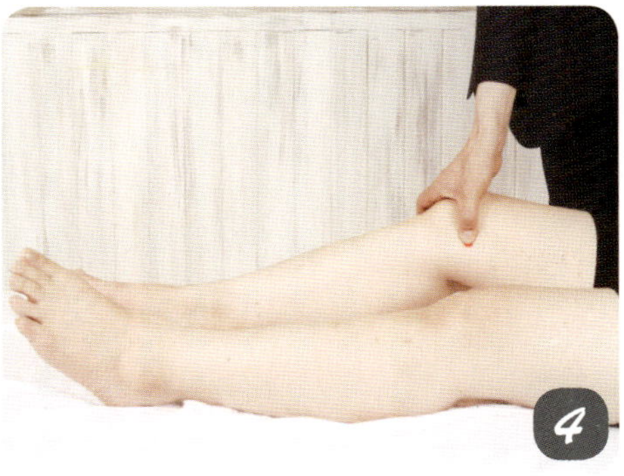

3. 많이 아픈 쪽을 먼저 운동하고, 반대쪽을 같은 방법으로 운동한다.

* 시술자가 곡천을 누를 때, 피시술자의 통증 상태를 확인하면서 피시술자가 통증을 받아들일 수 있도록 적절하게 누른다.

## 무릎관절통 膝關節痛症 　　슬양관 膝陽關

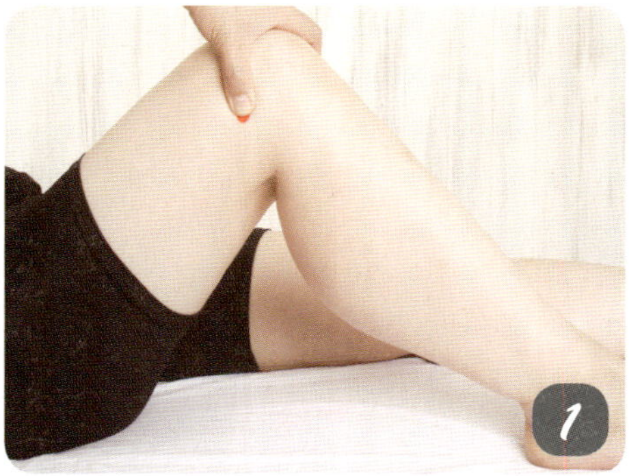

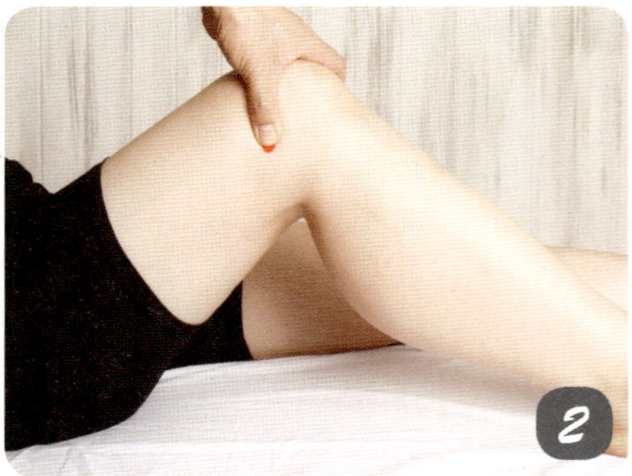

1. 피시술자는 팔을 어깨너비로, 등 뒤 바닥을 집고 편안하게 앉는다.
   시술자는 이 운동이 끝날 때까지 엄지로 피시술자의 슬양관이 자극되도록 약간 세게 누른다. (그림 1)
2. 피시술자는 다리를 엉덩이 쪽으로 최대한 굽혔을 때와 무릎을 폈을 때 3~4초 동안 멈춘 후 무릎을 서서히 펴거나 굽힌다. 이 운동을 3~5회 실행한다. (그림 2, 3, 4)

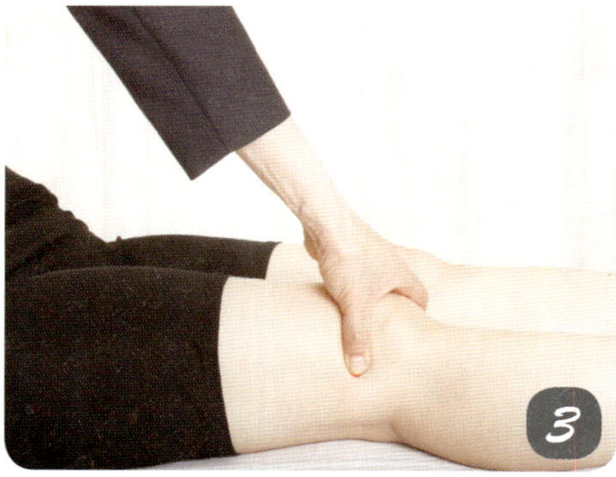

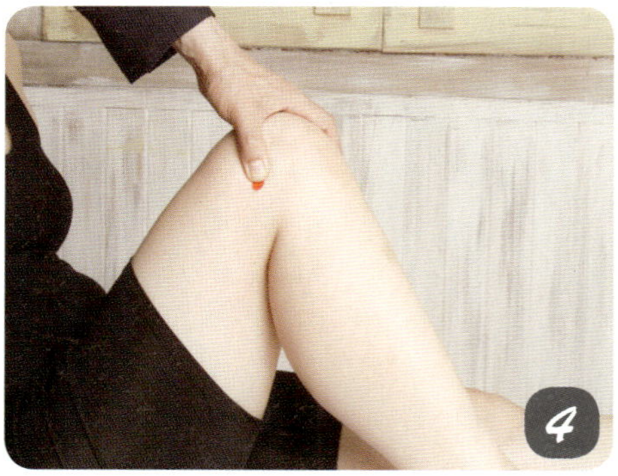

3. 많이 아픈 쪽을 먼저 운동하고, 반대쪽을 같은 방법으로 운동한다.

* 시술자가 슬양관을 누를 때, 피시술자의 통증 상태를 확인하면서 피시술자가 통증을 받아들일 수 있도록 적절하게 누른다.
* 슬양관을 너무 강하게 누르면 무릎에 무리가 갈 수 있으므로 누르는 힘을 잘 조절해야 한다.

## 두통 頭痛 풍지 風池

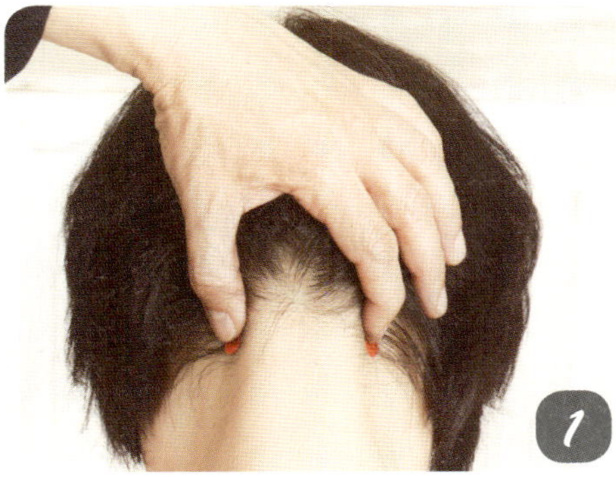


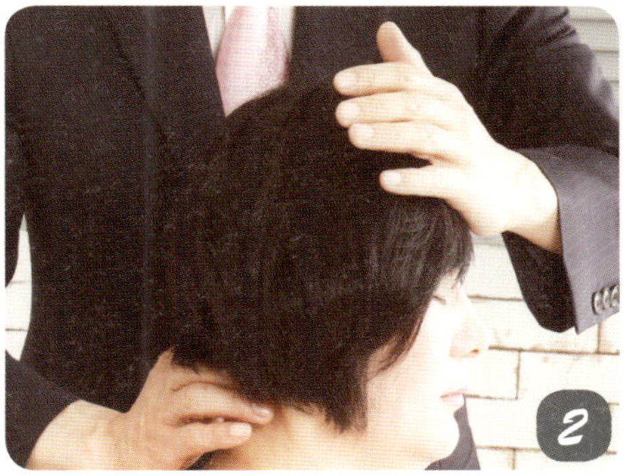


1. 피시술자는 편안한 자세로 앉는다. (그림 1)
   시술자는 이 운동이 끝날 때까지 한손의 엄지와 검지로 피시술자의 양쪽 풍지가 자극되도록 약간 세게 누른다.
2. 시술자는 한 손의 엄지와 검지로 양쪽의 풍지를 누르고 다른 손은 수장으로 이마를 받친다. (그림 2)

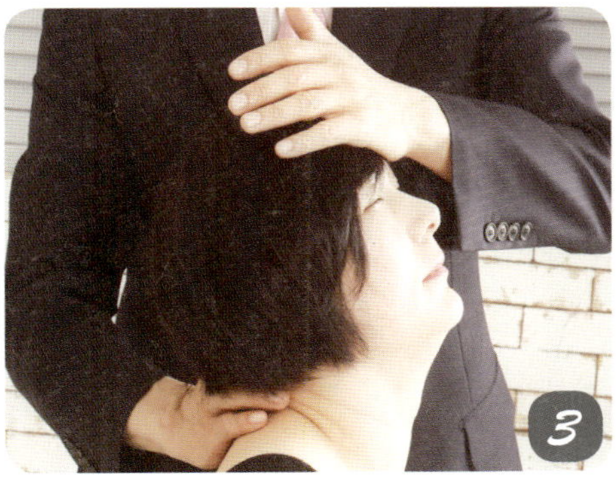


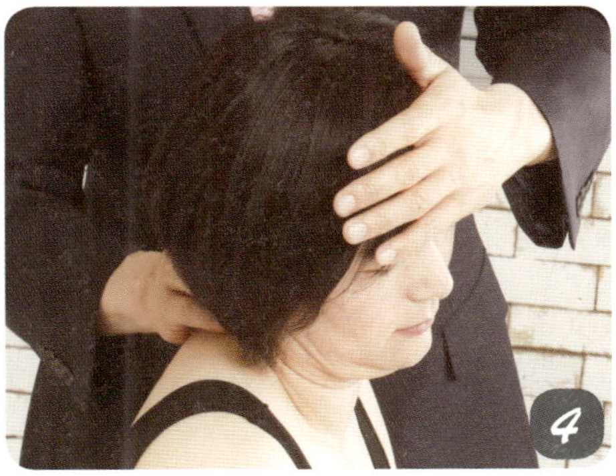


3. 피시술자는 목을 최대한 뒤로 젖히고, 3~4초 동안 멈추었다가 서서히 목을 굽힌다. 이 운동을 3~5회 실행한다. (그림 3)
4. 피시술자는 목을 좌·우로 크게 돌린다. 목을 서서히 돌리면서 이 운동을 3~5회 실행한다. (그림 4)

* 시술자가 풍지를 누를 때, 피시술자의 통증 상태를 확인하면서 피시술자가 통증을 받아들일 수 있도록 적당하게 누른다.

## 발목염좌 足關節捻挫 　　 구허 丘墟

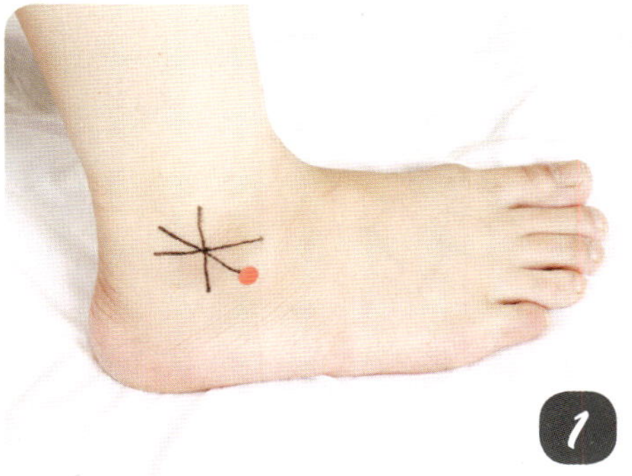


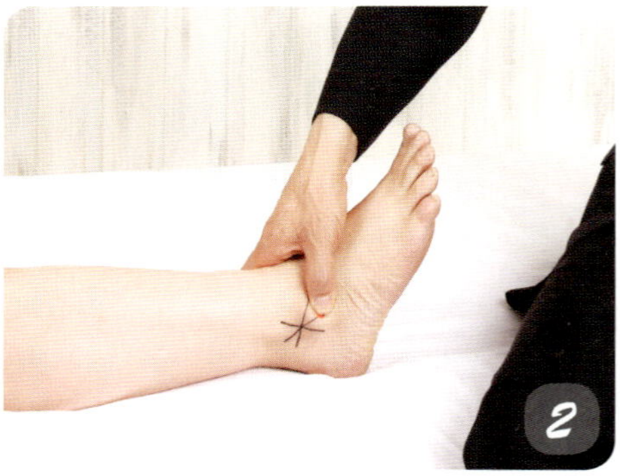


1. 피시술자가 편안한 자세로 앉는다. 시술자는 바깥쪽(외측)이 아픈 경우에는 구허를 엄지로 누른다. (그림 1)
2. 피시술자는 발목과 발가락을 최대한 발등 쪽으로 구부린다. 3~4초 동안 멈춘 후 서서히 발목을 편다. 이 운동을 3~5회 실행한다. (그림 2, 3, 4)

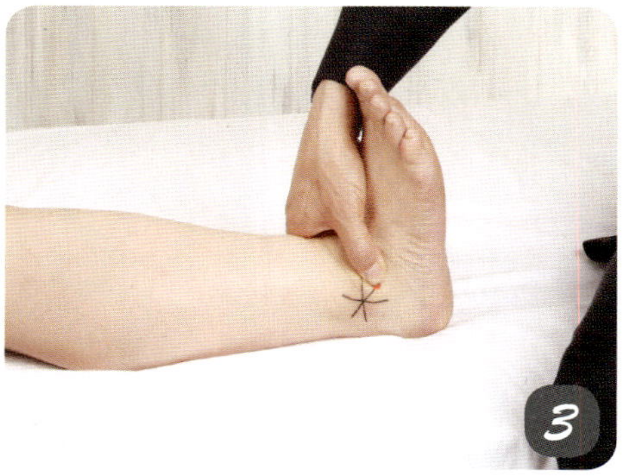


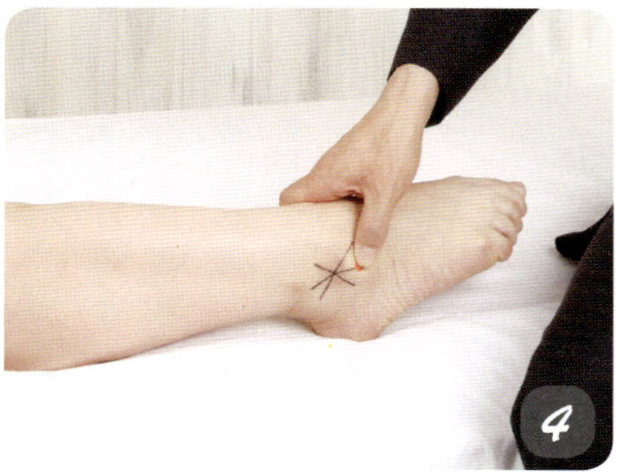


3. 피시술자는 발목을 시계 방향과 시계 반대 방향으로 크게 원을 그리면서 돌린다. 이 운동을 3~5분 동안 실행한다.

* 시술자가 구허를 눌러 자극할 때, 피시술자의 통증 상태를 확인하면서 피시술자가 통증을 받아들일 수 있도록 적당하게 누른다.
* 피시술자의 구허를 너무 강하게 누르면 발목에 무리가 갈 수 있으므로 특히 누르는 힘을 잘 조절해야 한다.

## 발목염좌 足關節捻挫 상구 商丘

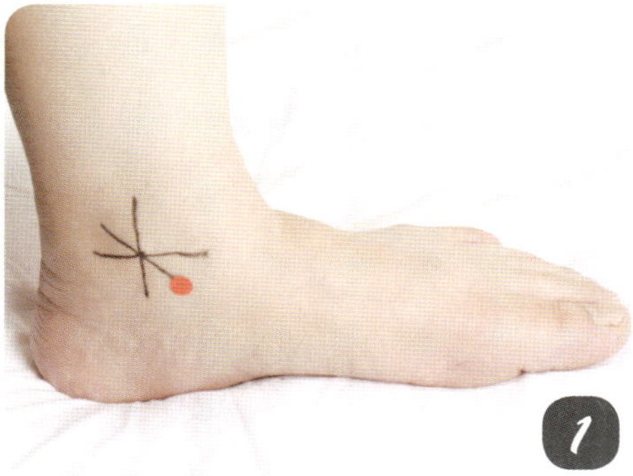

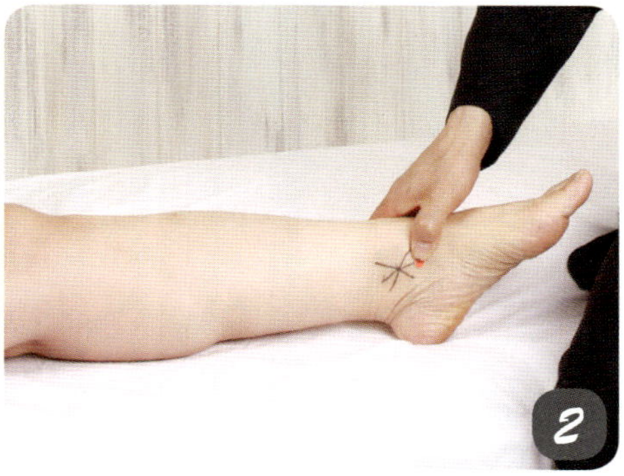

1. 피시술자가 편안한 자세로 앉는다. 시술자는 안쪽(내측)이 아픈 경우에는 상구를 엄지로 누른다. (그림 1)
2. 피시술자는 발목과 발가락을 최대한 발등 쪽으로 구부린다. 이때 3~4초 동안 멈춘 후 서서히 발목을 편다. 이 운동을 3~5회 실행한다. (그림 2, 3, 4)

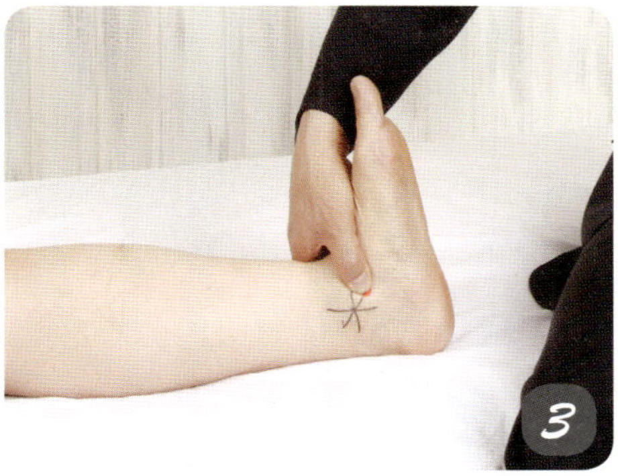

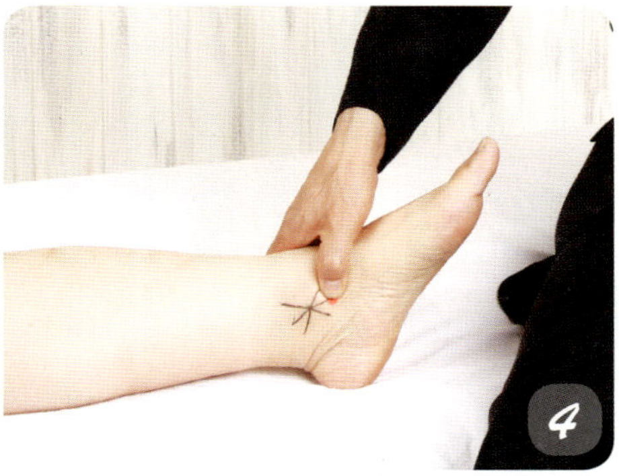

3. 피시술자는 발목을 시계 방향과 시계 반대 방향으로 크게 원을 그리면서 돌린다. 이 운동을 3~5분 동안 실행한다.

* 시술자가 상구를 눌러 자극할 때, 피시술자의 통증 상태를 확인하면서 피시술자가 통증을 받아들일 수 있도록 적당하게 누른다.

* 피시술자의 상구를 너무 강하게 누르면 발목에 무리가 갈 수 있으므로 특히 누르는 힘을 잘 조절해야 한다.

## 어깨뼈통증 肩胛痛症 　　천종 天宗

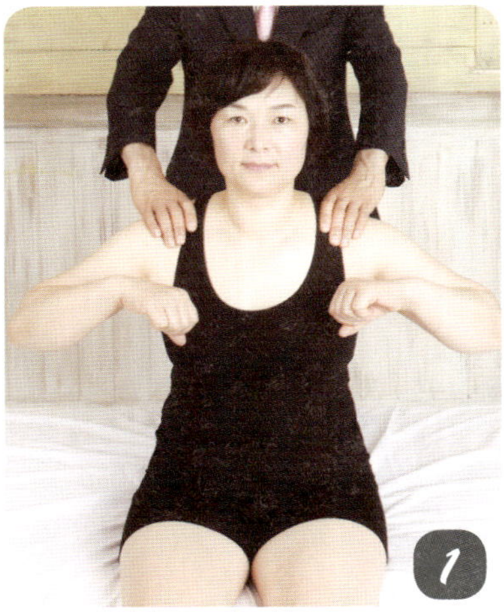

1

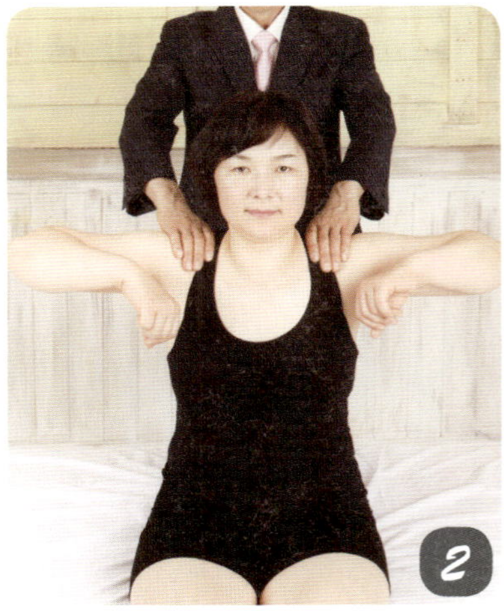

2

1. 시술자는 네 손가락을 어깨에 올리고 엄지손가락으로 천종을 누른다. (그림 1)
2. 피시술자는 팔을 굽히고 앞에서 뒤로, 뒤에서 앞으로 돌리는 것을 5회씩 3번 반복하여 실행한다. (그림 2, 3, 4)

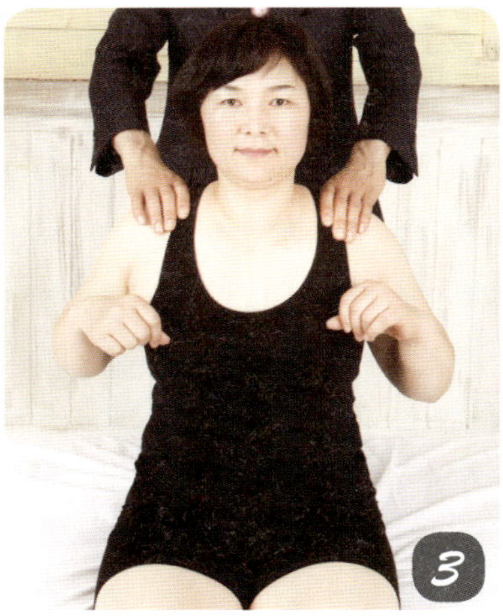

3

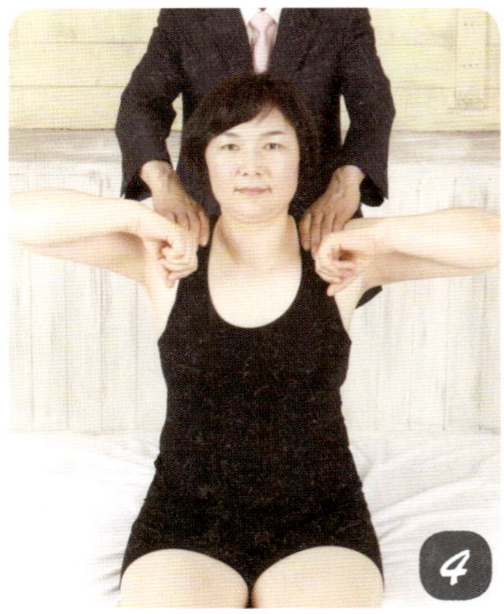

4

* 시술자가 천종을 눌러 자극할 때는 피시술자가 받아들일 수 있도록 적당한 압력으로 조절한다.

참조

# 족삼리 足三里

## 운동요법

1. 피시술자는 팔을 어깨너비로, 등 뒤 바닥을 집고 편안하게 앉는다.
   시술자는 이 운동이 끝날 때까지 엄지로 피시술자의 족삼리가 자극되도록 약간 세게 누른다.
2. 피시술자는 다리를 엉덩이 쪽으로 최대한 굽히고 3~4초 동안 멈춘 후 무릎을 서서히 편다.
   이 운동을 3~5회 실행한다.
3. 위가 왼쪽으로 치우쳐 있기 때문에 왼쪽부터 먼저 운동한다.

＊ 시술자가 족삼리를 누를 때, 피시술자의 통증 상태를 확인하면서 피시술자가 통증을 받아들일 수 있도록 적절하게 누른다.

＊ 특히, 급성위염이 심한 경우 족삼리를 힘껏 누르면 피시술자가 심한 통증을 호소한다.

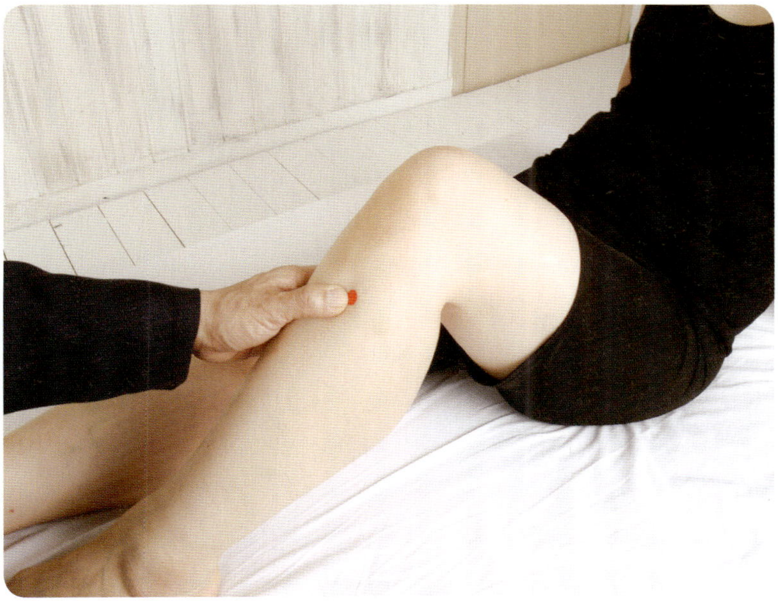

# 양구 梁丘

## 운동요법

1. 피시술자는 팔을 어깨너비로, 등 뒤 바닥을 짚고 편안하게 앉는다.
   시술자는 이 운동이 끝날 때까지 엄지로 피시술자의 양구가 자극되도록 약간 세게 누른다.
2. 피시술자는 다리를 엉덩이 쪽으로 최대한 굽히고, 3~4초 동안 멈춘 후 무릎을 서서히 편다.
   이 운동을 3~5회 실행한다.
3. 위가 왼쪽으로 치우쳐 있기 때문에 왼쪽부터 먼저 운동한다.

＊ 시술자가 양구를 누를 때, 피시술자의 통증 상태를 확인하면서 피시술자가 통증을 받아들일 수 있도록 적절하게 누른다.

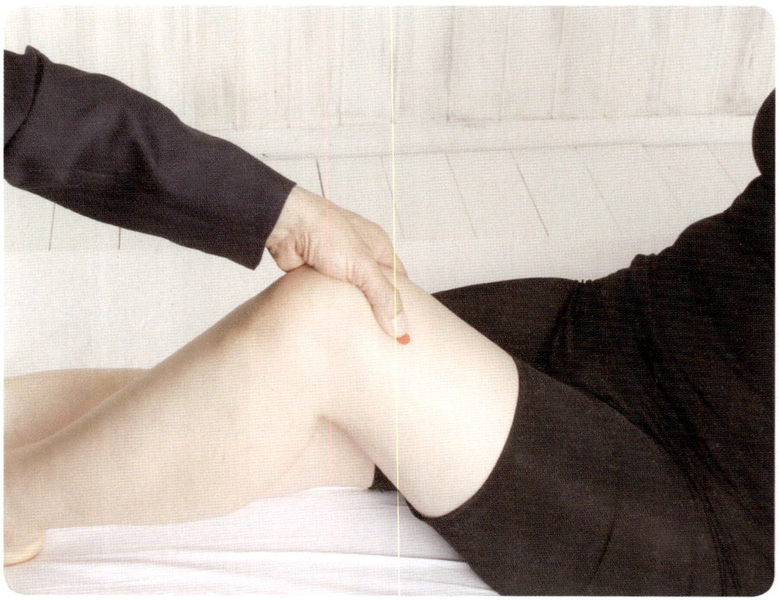

# V 혈자리 잡는법

## 견정 肩井

- 경추 7번 아래 함몰지점 대추와 어깨끝선의 중앙 지점이며, 엄지손가락이 위치하는 곳

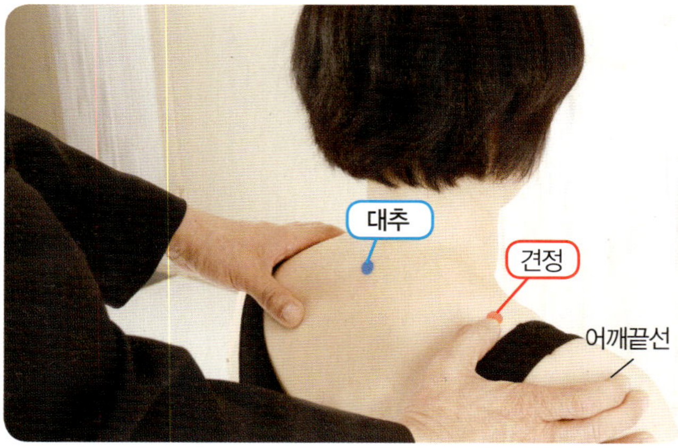


## 위중 委中

- 무릎 뒤 양쪽에 움푹 들어간 곳의 중앙에 해당하는 지점이며, 오금의 정중앙 지점

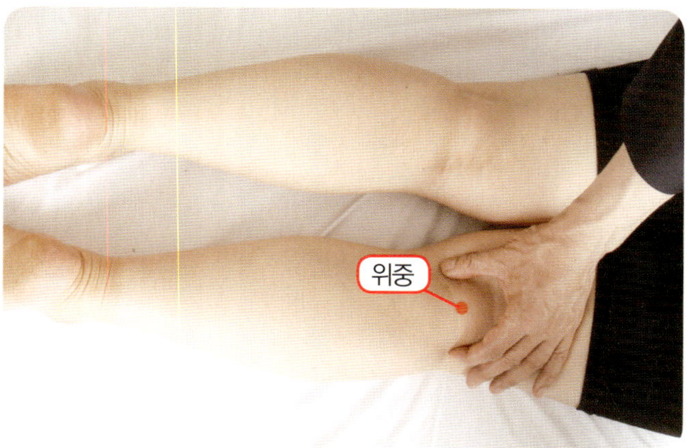

## 요양관 腰陽關

- 양손으로 장골 위쪽을 연결하면 중앙에 위치하는 곳으로 엄지손가락이 모이는 지점

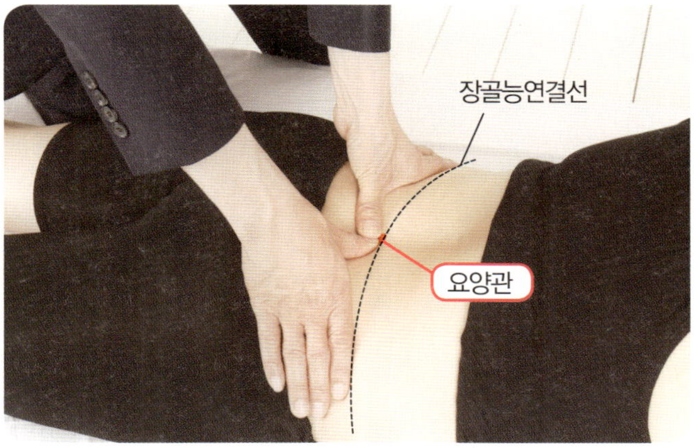


## 족삼리 足三里

- 검지의 가로무늬(횡문)가 위치한 독비(외슬안)에서 직선으로 내려 소지가 닿는 지점

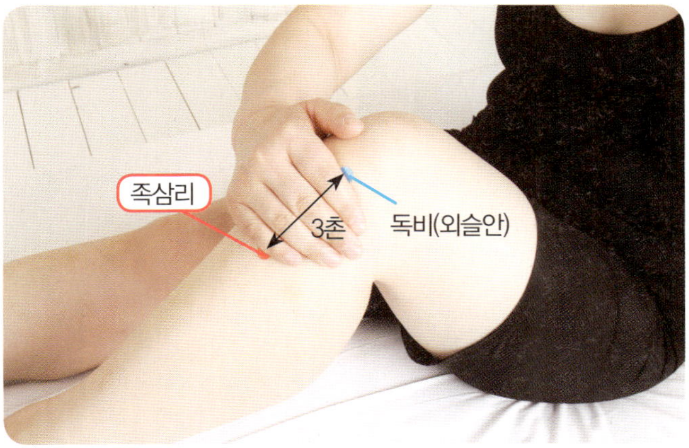

## 천추 天樞

- 검지의 손톱 하단이 배꼽(신궐)에 위치하고 약지의 손톱 하단이 닿는 지점

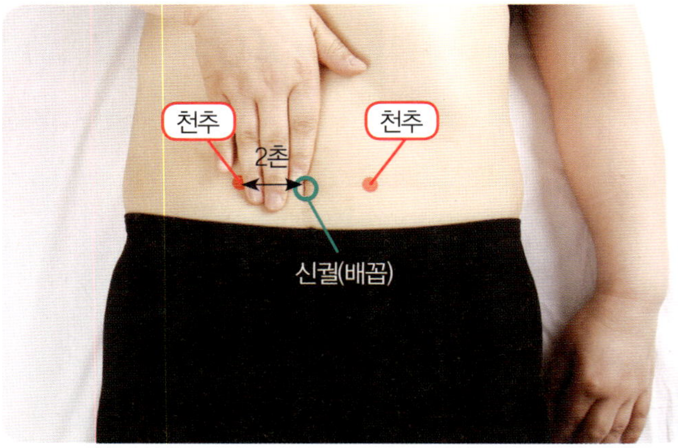


## 양구 梁丘

- 약지의 가로무늬(횡문)를 슬개골 위쪽 중앙에 위치하고 검지의 손톱 내측 윗부분이 닿는 지점

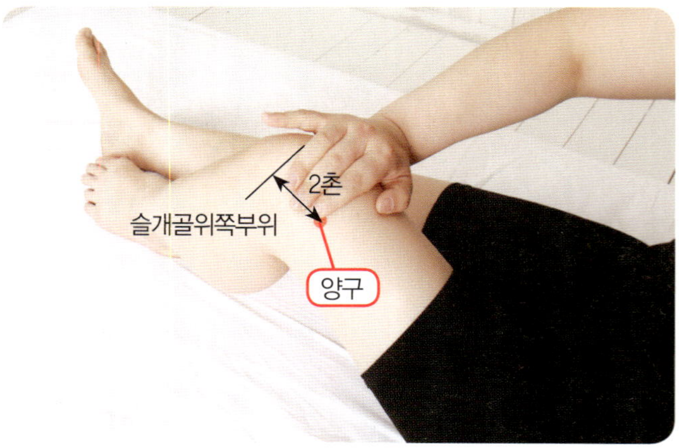

## 공최 孔最

- 위쪽 척택과 아래쪽 태연의 중간에서 모지 한 마디 위쪽 지점

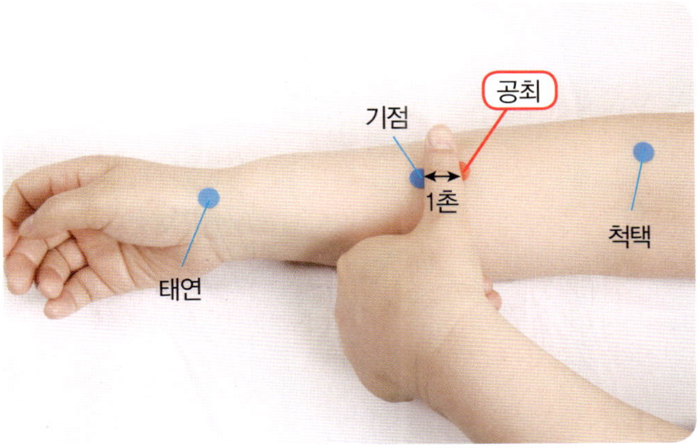


## 열결 列缺

- 아래쪽 태연에 중지 가로무늬(횡문)를 위치하고 검지 가로무늬(횡문)가 닿는 지점

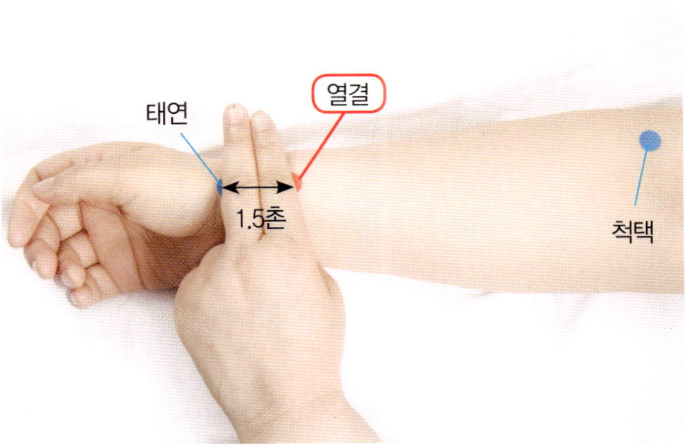

## 풍지 風池

- 승모근과 흉쇄유돌근 사이에 움푹 들어간 곳으로 아래에서 위로 밀어 올리면 후두골 하단에 닿는 곳

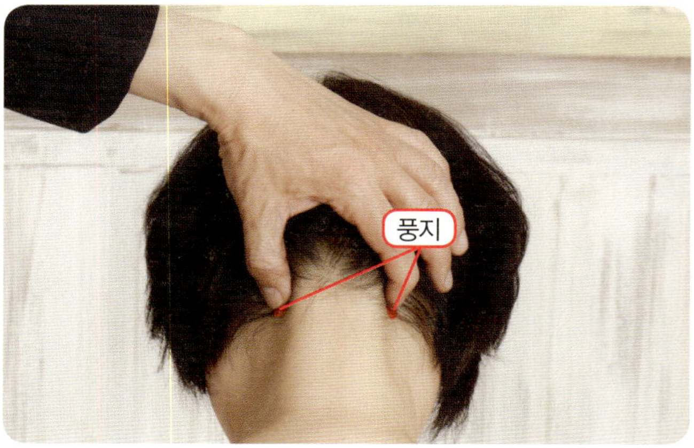


## 태양 太陽

- 외안각 끝과 눈썹 끝부분이 삼각형 되며 모지1횡지가 끝나는 지점

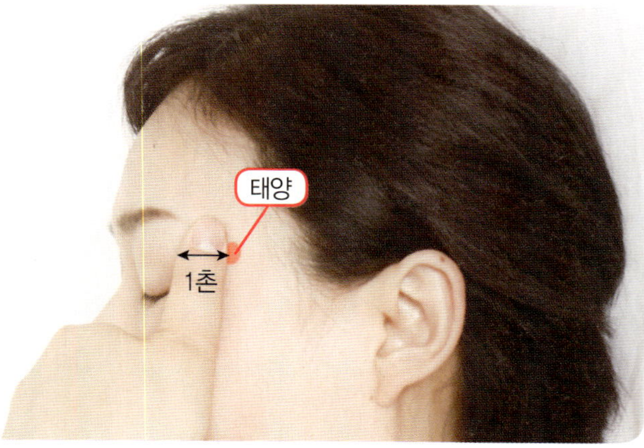

## 내관 內關

- 손목가로무늬 중앙 대릉에서 3횡지(2촌)위에 위치한 지점

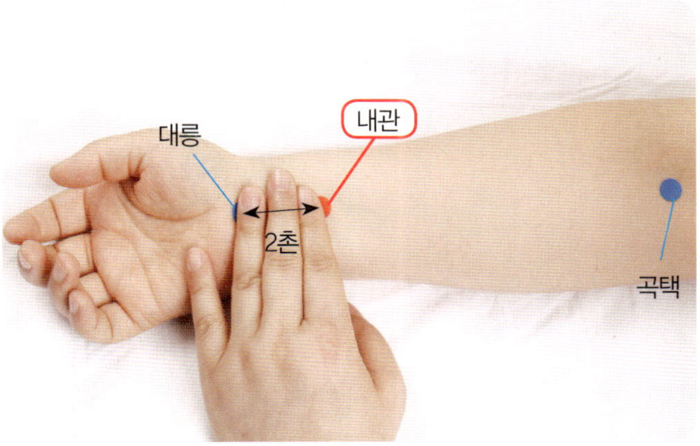


## 거궐 巨闕

- 기골(흉늑각)에서 아래로 3횡지(2촌)아래 위치한 지점

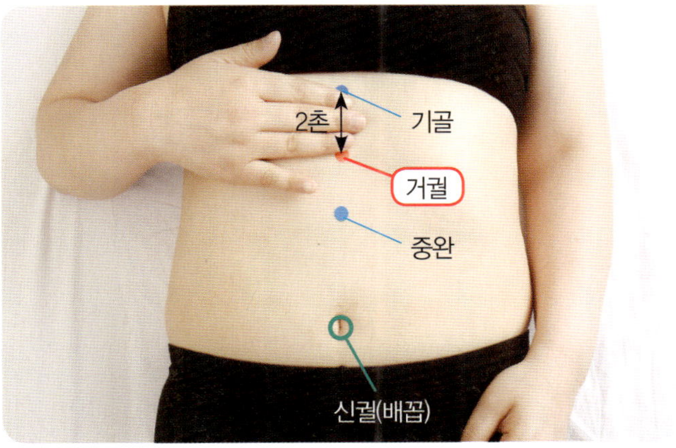

## 태충 太衝

- 엄지와 검지발가락 사이 행간에서 2횡지(1.5촌)위에 위치한 지점

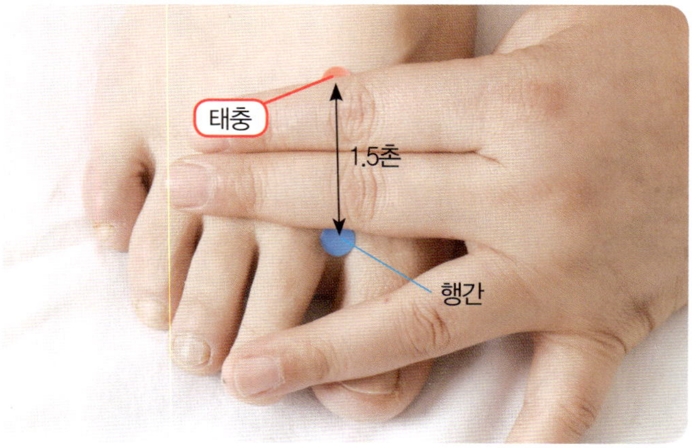


## 광명 光明

- 비골두 윗부분과 바깥쪽 복사뼈 제일 높은 곳을 3등분하여 아래로 3분의 2지점

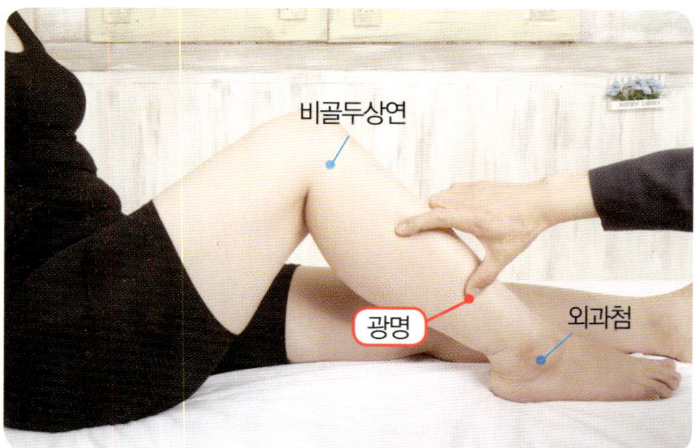

## 삼음교 三陰交

- 안쪽복사뼈 제일 높은 곳에서 위로 4횡지(3촌)위에 위치한 지점

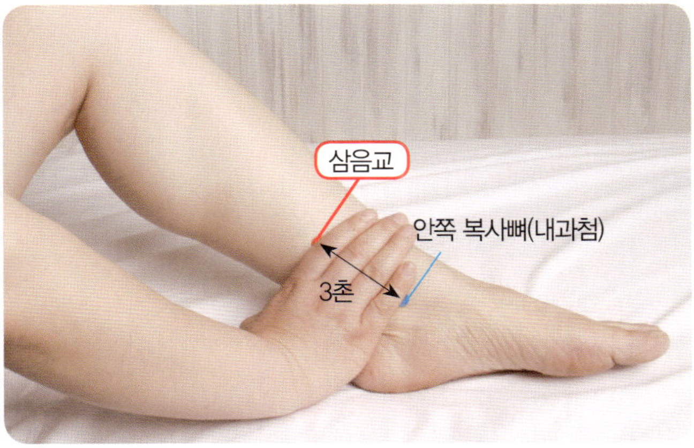


## 관원 關元

- 배꼽(신궐)에서 치골 윗부분(곡골)까지 5등분하여 배꼽에서 5분의 3이 되는 지점

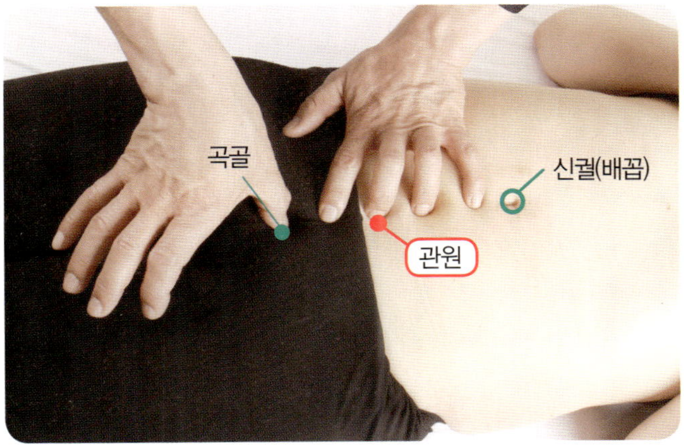

## 수삼리 手三里

- 곡지(팔꿈치 가로무늬 제일 높은 곳)에서 3횡지(2촌) 아래에 위치한 지점

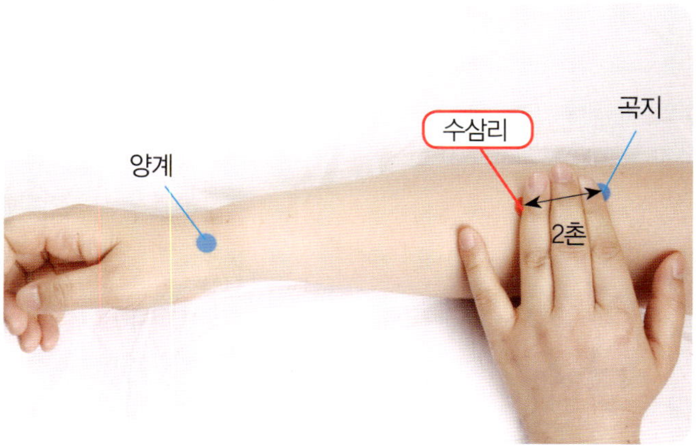


## 곡지 曲池

- 팔꿈치 가로무늬 제일 높은 곳에 중앙이 되는 지점

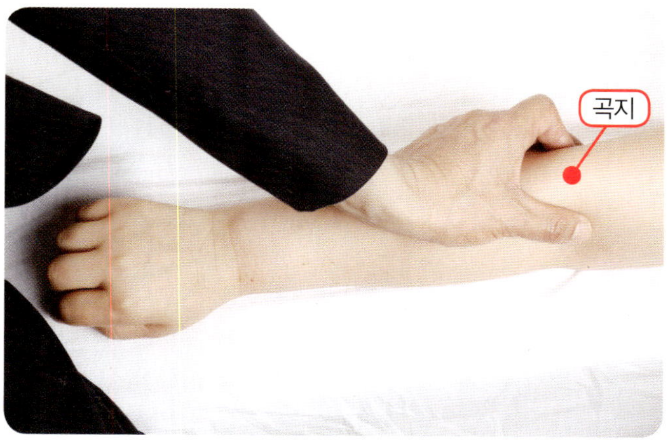

## 지양 至陽

- 견갑골(어깨뼈) 아랫 부분을 연결한 선의 중앙이 되는 지점

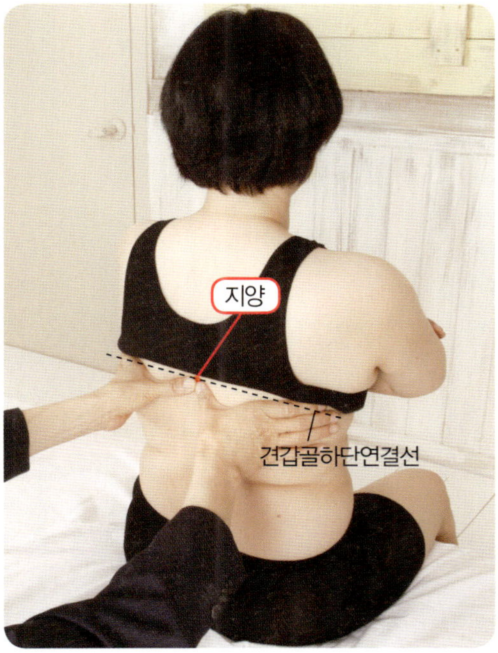


## 구허 丘墟

- 바깥쪽 복사뼈를 수직과 수평으로 선을 나누고 대각선으로 다시 구분하여 앞쪽아래 움푹 들어간 지점

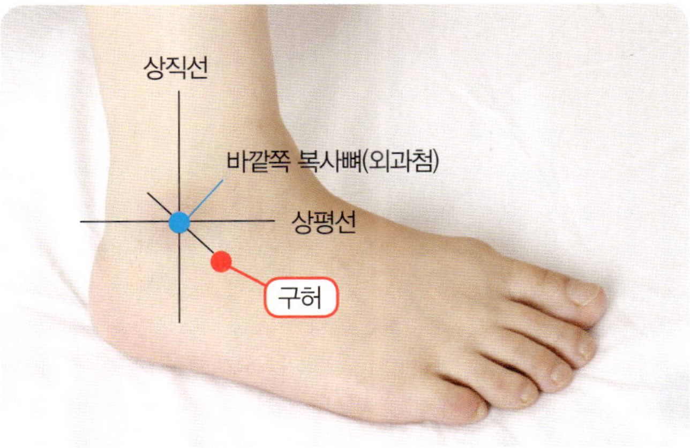

## 상구 商丘

- 안쪽 복사뼈를 수직과 수평으로 선을 나누고 대각선으로 다시 구분하여 앞쪽아래 움푹 들어간 지점

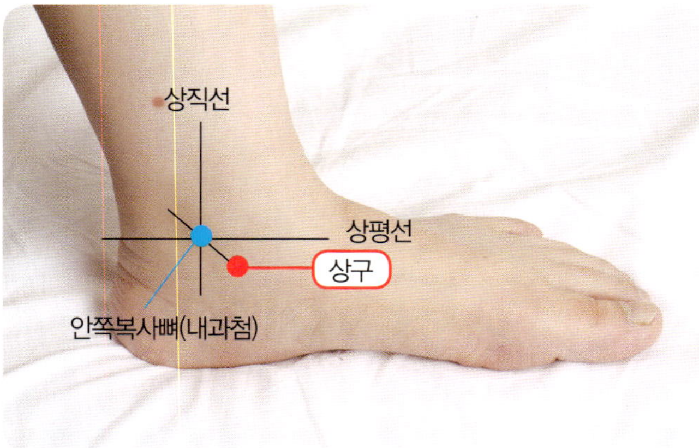


## 승산 承山

- 발목 가로무늬 중앙과 무릎 뒤 가로무늬 중앙의 중간이 되는 지점

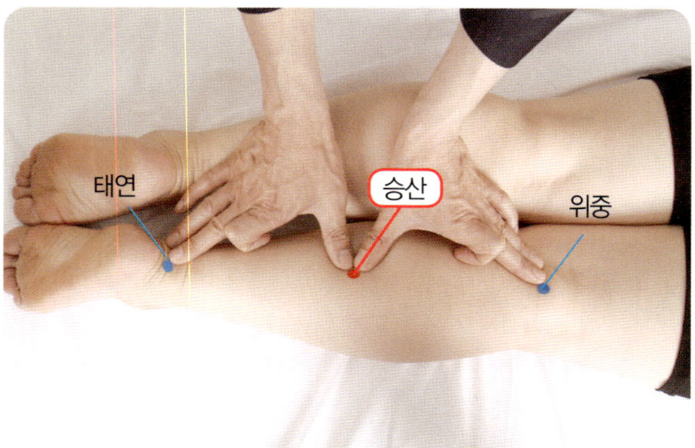

## 천종 天宗

- 어깨뼈 중앙에 움푹 들어간 지점

※123페이지 참조

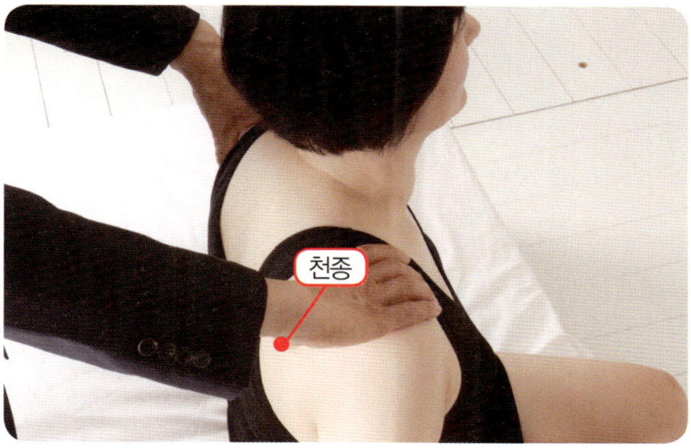


## 지기 地機

- 경골 안쪽 굽어지는 곳의 음릉천에서 4횡지(3촌) 아래에 위치한 지점

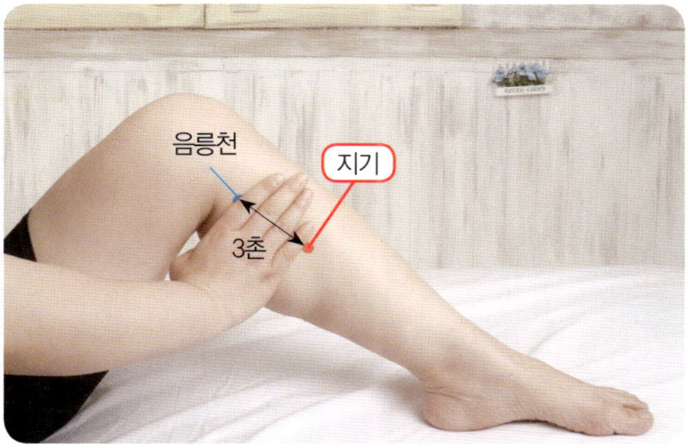

# Ⅵ 질환별 치료의 예

# 어깨통증(견비통)

노OO 여 53세 / 전주시 완산구 중노송동

## 원인 및 증상

시청에 근무하는 공무원으로 컴퓨터 등 어깨를 많이 사용하면서 어깨통증이 발생하게 되었다. 이러한 증상은 5년 전부터 어깨가 불편하였으며 최근에는 근무에 지장을 초래할 정도로 심하게 되었다.

## 진단

어깨의 통증을 진단하기 위하여 팔을 앞, 뒤, 옆으로 움직여 보았는데 특히 앞으로 올릴 때 통증이 심하고 올라가지 않았다.

## 치료법

어깨에 통증이 심하며 팔이 아프지만 목은 불편하지 않아 견정을 자극하고 운동요법을 앞, 뒤, 옆으로 5회 시행한 결과 통증이 약해지고 팔이 편하게 올라갔다.

## 치료경과 및 예후

어깨통증이 만성적으로 진행된 경우 1회에 회복하는 경우는 드물고 대부분 2회 이상 치료를 해야 한다. 본인에게 견정을 자극하고 팔을 움직이는 운동요법을 알려주었으며, 2주가 경과한 후에 다시 진단한 결과 팔을 올리는 것이 편해지고 생활에 지장이 없도록 회복되었다.

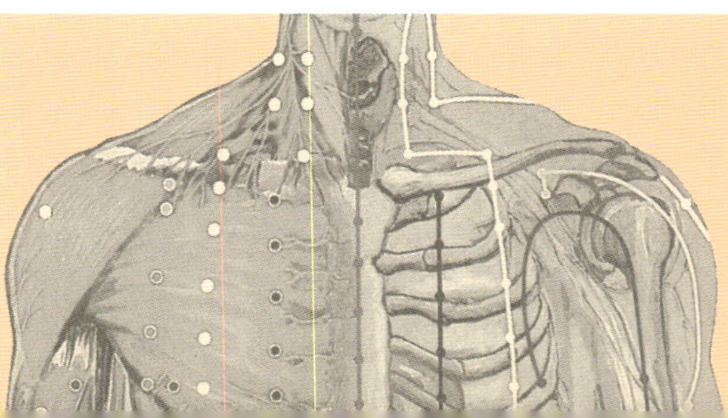

# 어깨통증(견비통)

김OO 여 51세 / 전주시 덕진구 인후동

## 원인 및 증상

시청에 근무하는 공무원으로 컴퓨터 등 어깨를 많이 사용하면서 발생하게 되었다. 이러한 증상은 2년 전부터 목과 어깨가 불편하여 근무에 지장을 초래할 정도로 심하게 되었다.

## 진단

목을 좌 · 우, 위 · 아래로 움직이는데 통증이 있고 많은 불편을 초래하였으며, 팔을 앞, 뒤, 옆으로 움직일 때 통증과 불편함이 없었다.

## 치료법

목과 팔이 아프지만 목뼈(경추)에서 발생하였으므로 대추를 자극하고 운동요법을 좌 · 우, 위 · 아래로 5회 시행한 결과 통증과 불편이 사라지게 되었다.

## 치료경과 및 예후

본인에게 대추를 자극하고 목을 움직이는 운동요법을 알려주었으며, 1주가 경과한 후에 다시 진단한 결과 생활에 전혀 지장이 없었다.

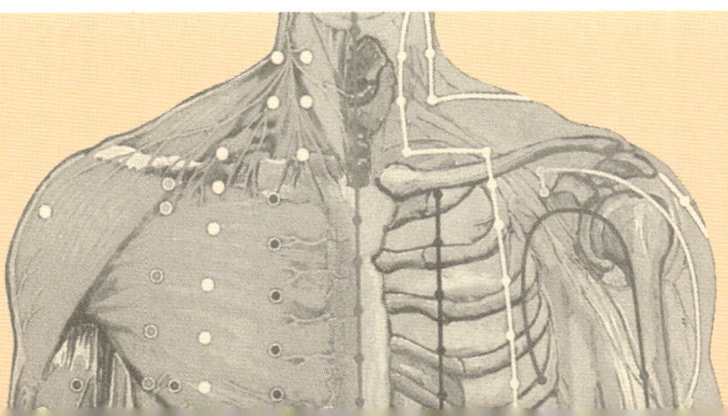

# 허리통증(요통)

김OO 남 53세 / 전주시 덕진구 여의동

## 원인 및 증상

회사에 근무하는 사무직으로 거의 대부분의 업무를 앉아서 하고 있다. 이 분은 1년 전부터 허리에 통증이 있었으며, 3개월 전부터 근무가 어려울 정도로 통증이 심하였다.

## 진단

허리를 앞, 뒤, 옆으로 움직여 보고 불편함과 통증의 상태를 확인한 결과, 배가 나와 있어 앞으로 굽히는 동작이 불편하고 통증이 있다. 뒤로 젖히거나 옆으로 돌릴 적에는 불편함이 없었다.

## 치료법

허리의 상태는 요추가 전만(앞으로 들어가)되어 다리를 펴고 앉는 자세로 요양관을 자극하고 앞으로 숙이는 동작을 5회 반복하였다. 처음에는 전혀 숙여지지 않던 자세가 5회를 하면서 많이 숙여지게 되고, 통증도 훨씬 덜하게 되었다.

## 치료경과 및 예후

본인이 다리를 펴고 앉아서 허리를 굽히는 운동요법을 알려주어 아침, 저녁으로 매일 하도록 하였다. 그렇게 하고 1주가 경과한 후에 다시 진단한 결과 근무에 지장이 없도록 좋아졌다.

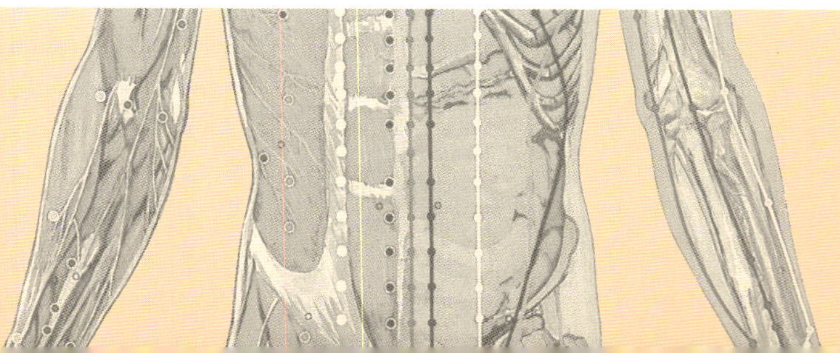

# 무릎관절통

이OO 여 57세 / 전주시 완산구 평화동

## 원인 및 증상

가정주부로 세탁, 청소, 집안일을 함에 있어 평소에도 앉아서 하는 일이 많아 무릎관절에 무리가 가게 되었다. 이 분은 3년 전부터 무릎에 통증이 있었으며, 6개월 전부터는 활동하는 데 불편할 정도로 통증이 심하였다.

## 진단

무릎통증을 확인하기 위하여 내측 곡천, 외측 슬양관, 무릎 뒤쪽 위중을 진단한 결과 곡천에 통증이 제일 심하였다.

## 치료법

무릎 내측에 통증이 심하기 때문에 곡천을 자극하고 무릎을 굽히고, 펴는 동작을 천천히 5회 반복하였다. 처음에는 다리를 굽히거나 펼 적에 통증이 심하였으나 5회를 마치고는 통증이 훨씬 덜하게 되었다.

## 치료경과 및 예후

본인이 곡천을 자극하고 다리를 굽히고 펴는 운동요법을 알려주어 매일 하도록 하였다. 1주가 경과한 후에 다시 진단한 결과 일상생활에 지장이 없도록 회복되었다.

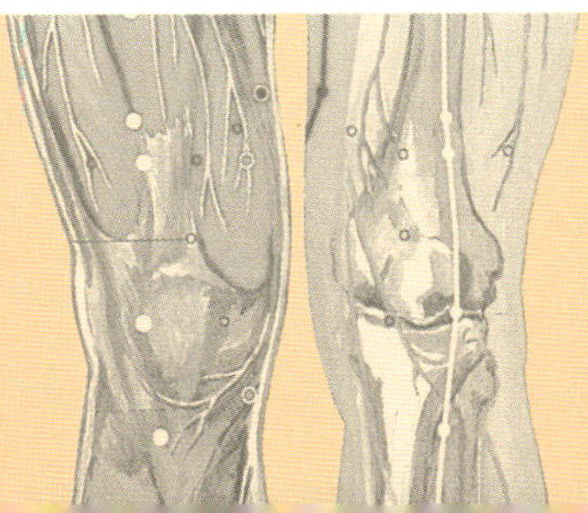

# 소화불량

박OO 여 54세 / 전주시 완산구 효자동

## 원인 및 증상

선천적으로 소화기가 약하여 신경을 많이 쓰거나 과식을 하면 소화불량으로 어려움을 겪고 있었는데 이 날도 과식하여 힘들어 하였다.

## 진단

위의 상태를 진단하기 위하여 좌측과 우측의 족삼리를 진단한 결과 좌측에서 통증이 심하고 우측에도 약간의 통증이 있었다.

## 치료법

소화기가 약해서 나타난 증상이므로 위의 대표혈인 족삼리를 자극하고 운동요법을 5분 동안 좌측과 우측을 번갈아 가며 실행한 결과 속이 편해진 것을 확인하였다.

## 치료경과 및 예후

선천적으로 소화기가 약해서 나타난 증상이나, 급성으로 나타난 증상이기 때문에 바로 회복되었으며, 평상시에 족삼리와 운동요법을 병행하는 방법을 수시로 활용하도록 하였다.

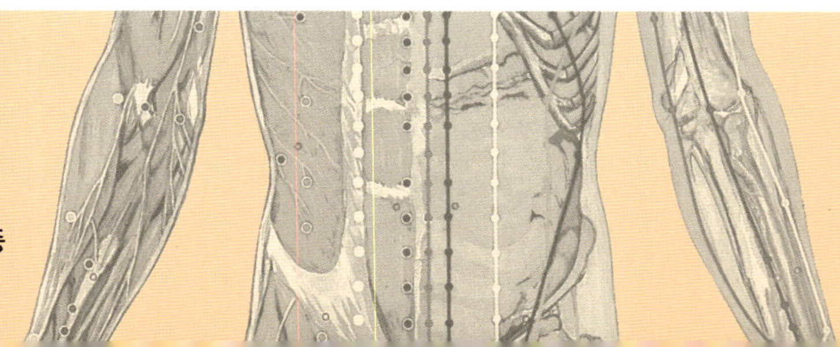

# 복통

김OO 여 61세 / 전주시 완산구 서노송동

## 원인 및 증상

전주에 거주하는 이 분은 자원봉사관련 1박2일 부안세미나에 참석하였다. 다음날 아침 약간 상한 음식을 먹고 복부 통증을 심하게 호소하였다.

## 진단

복통을 진단하기 위해 위의 극혈인 좌측과 우측의 양구를 자극한 결과 좌측에서 통증이 심하였다.

## 치료법

위의 급성질환에 효과가 뛰어난 양구의 좌·우측을 교대로 자극하고 다리를 굽히고 펴는 운동요법을 3분 동안 시행한 결과 복부에 통증이 사라지게 되었다.

## 치료경과 및 예후

급성으로 나타난 복통이기 때문에 한번 회복하면 다시 재발하는 사례는 거의 없으나 다음에도 이러한 복통이 발생하면 양구와 운동요법을 병행하는 방법을 알려주었다.

# 감기

김OO 남 58세 / 전북 익산시 모현동

## 원인 및 증상

며칠 동안 직장의 일로 과로하여 전날부터 온몸에 한기가 들고 추우며, 코가 막히고 콧물이 나는 증상이 이어지고 있었다.

## 진단

감기의 상태를 진단하기 위해 폐경의 극혈인 공최를 오른쪽과 왼쪽을 진단한 결과 오른쪽의 통증이 심한 것을 확인할 수 있었다.

## 치료법

폐는 양쪽에 있으나 우폐의 용량이 크기 때문에 초기에는 우측에 통증이 많이 나타난다. 그러나 폐가 양쪽에 있기 때문에 우측과 좌측을 자극하고 손목을 굽히고 펴는 운동요법을 병행하여 5분 동안 시행한 결과 코가 막히고 콧물이 나는 증상이 멈추게 되었다.

## 치료경과 및 예후

본인이 공최를 자극하고 손목을 굽히고 펴는 운동요법을 매일 하도록 하였다. 그렇게 하고 2일이 경과한 후에 다시 진단한 결과 일상생활에 지장이 없도록 회복되었다.

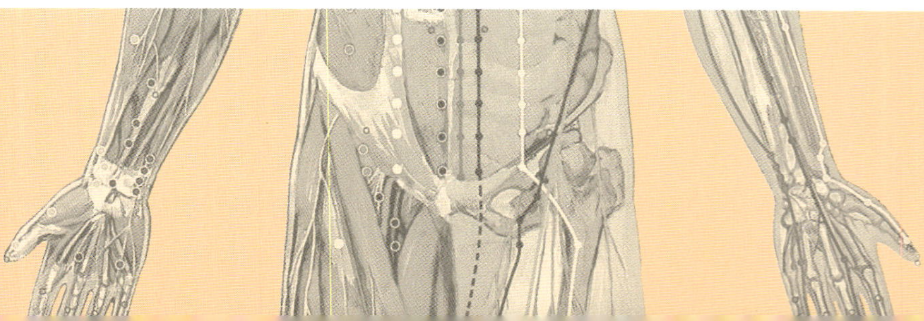

# 비염

권OO 남 22세 / 경기도 안산시 단원구 원곡동

## 원인 및 증상

많은 학생들이 고교시절에 엎드려 공부하는 자세에서 비염이 발생하고 있다. 이 학생은 5년 전부터 비염으로 고생하고 있었으나 지금은 심해져 코가 막히고 두통이 있으며 머리가 맑지 않아 비염으로 많은 어려움을 겪고있었다.

## 진단

비염의 상태를 진단하기 위하여 폐경의 극혈인 공최를 오른쪽과 왼쪽을 진단한 결과 오른쪽의 통증이 심한 것을 확인할 수 있었다.

## 치료법

폐는 양쪽에 있으나 우폐의 용량이 크기 때문에 초기에는 우측에 통증이 심하게 나타난다. 그러나 폐가 양쪽에 있기 때문에 우측과 좌측을 자극하고 운동요법을 병행하여 5분 동안 시행한 결과 코가 막히며 두통이 있고, 머리가 맑지 않은 증상이 많이 회복되었다.

## 치료경과 및 예후

오래된 만성비염이기 때문에 한 번에 회복이 어려워 본인이 공최를 자극하고 손목을 굽히고 펴는 운동요법과 족삼리를 자극하고 발을 굽히고 펴는 운동요법을 매일 하도록 하였다. 1주일이 경과한 후에 다시 확인한 결과 일상생활에 지장이 없도록 회복되었으나 꾸준히 하도록 설명하였다.

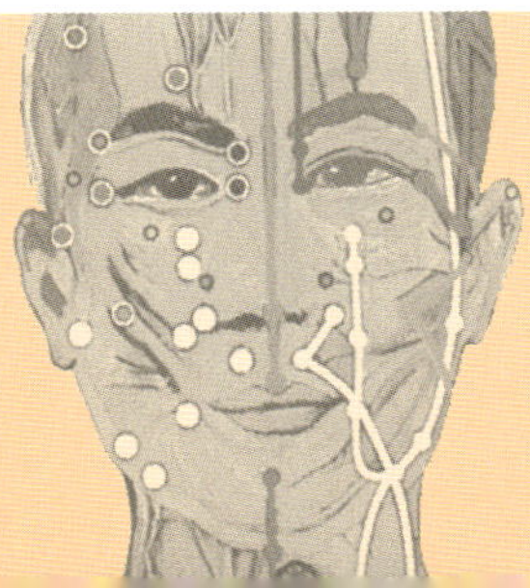

# 두통

김OO 여 56세 / 전주시 완산구 서서학동

## 원인 및 증상

짧은 기간에 집안에 많은 일이 발생하여 신경을 쓰게 되면서 두통이 발생하게 되었다. 이 분은 7년 전부터 두통이 심해졌으며, 지금까지 만성적으로 두통이 지속되어 생활에 많은 어려움을 겪고 있었다.

## 진단

두통을 진단하는데, 신경을 많이 쓰면 목뒤의 풍지가 딱딱하게 굳어지게 되므로, 확인한 결과 양쪽이 딱딱하게 굳어져 있었다.

## 치료법

양쪽의 풍지를 자극하고 머리를 앞으로 굽히고 뒤로 젖히며, 좌에서 우로 또 우에서 좌로 돌리는 운동요법을 5분 동안 병행하여 딱딱하게 굳어진 부위를 풀어준 결과 두통이 현저하게 줄었다. 오래된 만성두통이므로 보조혈 태양, 태충을 수기요법으로 풀어주어 효과를 증대시켰다.

## 치료경과 및 예후

오래된 만성두통이기 때문에 한 번에 회복이 어려워 본인이 풍지와 운동요법, 태양, 태충을 매일 자극하도록 하였다. 2주일이 경과한 후에 다시 확인한 결과 일상생활에 지장이 없도록 회복되었다.

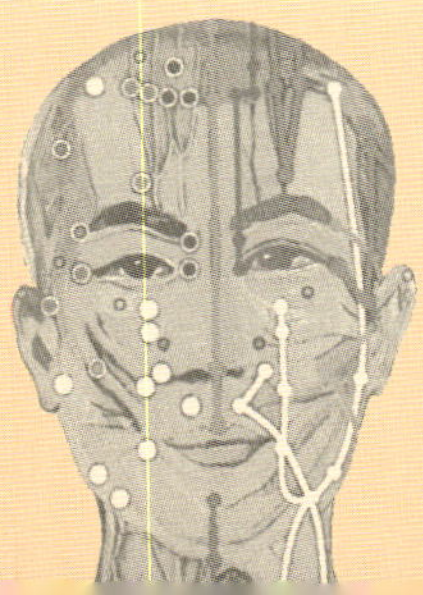

# 스트레스

윤OO 여 30세 / 전주시 덕진구 송천동

## 원인 및 증상

회사원인 이 분은 직장에서 스트레스를 많이 받아 직업적으로 발생한 질환이다. 1년 전부터 스트레스가 심하여 가슴이 답답하고 조이며, 머리가 터질 듯한 증상으로 직장 및 가정생활에 많은 불편을 겪고 있었다.

## 진단

스트레스의 상태를 진단하기 위하여 왼손의 내관을 진단한 결과 통증을 많이 호소하고 오른쪽은 통증이 덜하기에 스트레스가 심하지만 중증은 아닌 것을 알게 되었다.

## 치료법

좌측과 우측의 내관을 자극하고 손목을 굽히고 펴는 운동요법을 5분간 실행한 결과 심했던 좌측 내관의 통증이 약해졌으며 가슴이 편해지고, 머리가 맑아지게 되었다.

## 치료경과 및 예후

심한 경우가 아니기 때문에 내관과 운동요법 한 번으로도 효과를 보았으나 완전히 회복된 것이 아니며, 직장생활을 하는 동안 지속적으로 스트레스를 받기 때문에 평상시 약간 이상이 생기면 또 자극할 수 있도록 설명하였다.

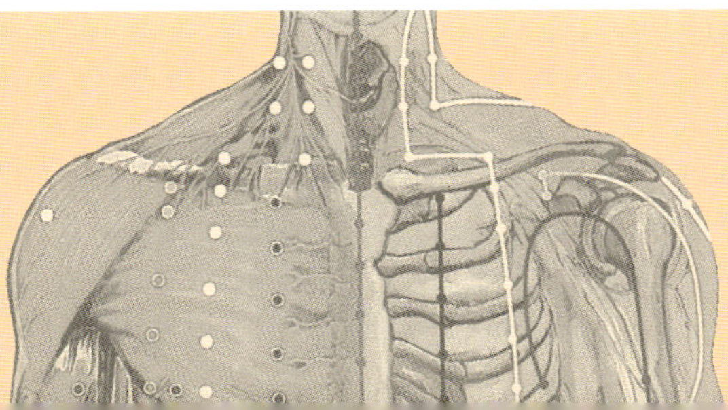

# 눈병

김OO 남 43세 / 수원시 권선구 금곡동

## 원인 및 증상

40대에 들어서면서 시력이 저하되고, 피로하면서 눈이 침침해지며, 최근에는 안구건조 현상이 나타나고 있었다.

## 진단

눈의 상태를 진단하기 위하여 우측의 태충을 진단한 결과 통증을 많이 호소하였으며, 좌측도 약간의 통증이 있어 간 기능이 저하되어 나타나는 증상인 것을 알게 되었다.

## 치료법

우측과 좌측의 태충을 수기요법으로 5분간 자극한 결과 좌측의 통증은 사라지고 우측의 통증도 많이 약화되었다. 눈의 증상을 확인하니 피로도 덜하고 눈도 밝아지게 되었다.

## 치료경과 및 예후

현대인들이 40대에 발생하는 눈의 노화현상으로 이 분은 최근에 발생하여 한번으로 확실하게 치료효과를 보았으나 근본은 간에서 왔으며, 완전히 회복되지 않았으므로 꾸준히 관리하도록 하였다.

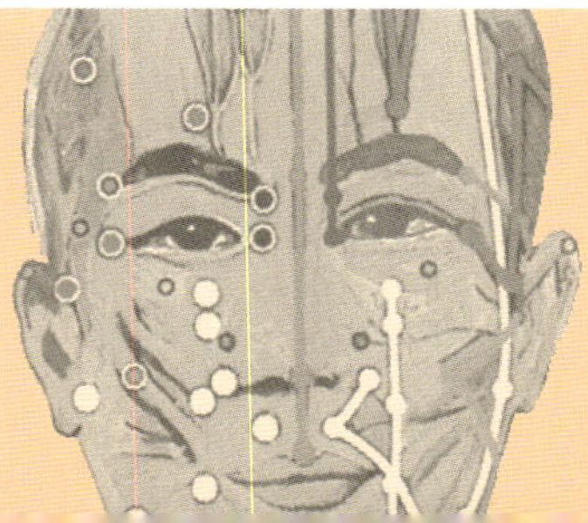

# 생리통

박OO 여 23세 / 전주시 완산구 평화동

## 원인 및 증상

대학에 재학하는 학생으로서 생리기간만 되면 생리통이 심하여 3일 동안 반복적으로 많은 어려움을 겪고 있었다.

## 진단

생리통의 상태를 진단하기 위하여 좌측과 우측의 삼음교를 진단한 결과 좌측에서 통증이 심하게 나타나고 우측은 약하게 나타났다.

## 치료법

생리가 시작되는 날 통증이 심한 상태에서 좌측과 우측의 삼음교를 자극하고 발목을 굽히고 펴는 운동요법을 5분간 실행한 결과 심했던 좌측 삼음교의 통증이 약해지고 생리통이 사라지게 되었다.

## 치료경과 및 예후

나이가 젊어 회복이 빠르기 때문에 한 번으로 확실하게 효과를 보았으나, 생리기간이 되면 아침, 저녁으로 삼음교를 자극하고 운동요법을 병행하도록 하였다.

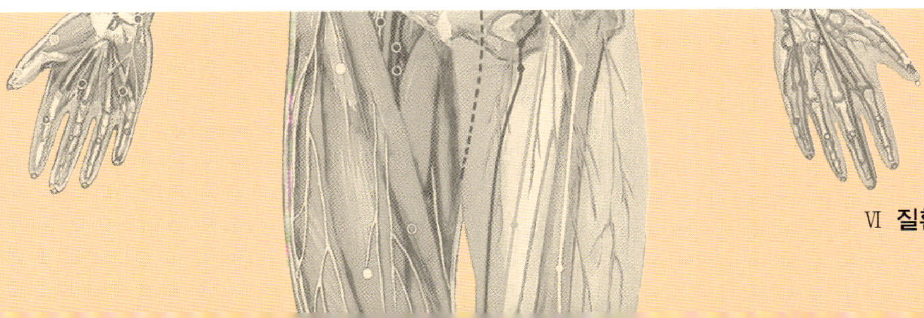

# 화농성여드름

김OO 여 20세 / 전주시 완산구 삼천동

## 원인 및 증상

대학에 재학하는 학생으로 3개월 전부터 화농성여드름이 발생하였다. 이 학생은 얼굴 양볼 부근에 제일 심하게 나타나고 얼굴 전체에 확산되었다.

## 진단

화농성여드름을 진단하기 위하여 우측과 좌측의 수삼리를 진단한 결과 우측과 좌측에서 비슷하게 통증이 나타났다.

## 치료법

화농성여드름에 제일 효과가 뛰어난 수삼리를 자극하고 팔을 굽히고 펴는 운동요법을 1주일 동안 실행하였다.

## 치료경과 및 예후

화농성여드름은 치료효과가 바로 나타나지 않기 때문에 첫날은 약간의 반응만 나타났다. 3일 동안 지속하니 확실하게 여드름이 줄고 일주일 동안 지속하니 얼굴에 나타난 심한 자극이 사라져 얼굴이 깨끗해졌다.

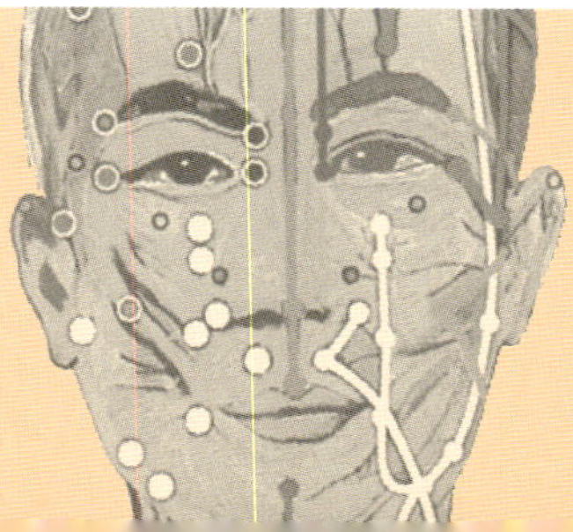

# 급체

송OO 여 75세 / 전주시 덕진구 금암동

## 원인 및 증상

연세가 많으신 이 분은 점심시간이 늦어 배가 많이 고픈 상태에서 음식을 급하게 먹다가 급체를 하여 많이 힘들어 하고 있었다.

## 진단

급체의 상태를 진단하기 위하여 양측 견갑골 하단 라인을 연결한 선의 중앙부분이며, 흉추7번과 8번사이의 지양을 누르니 심한 통증을 호소하였다.

## 치료법

지양에 엄지손가락을 세워 손톱으로 누르고 3분 동안 풀어줬으며, 엄지손가락 내측에 위치한 좌, 우측 소상을 약간 강하게 자극하였다.

## 치료경과 및 예후

위와 같이 엄지손가락을 세워 지양을 수기요법으로 3분간 자극하니 트림이 나고 배가 편해지는 것을 느꼈다. 급체의 효과를 증대하기 위하여 양쪽의 소상을 약간 강하게 자극하여 더욱 편하게 하였다.

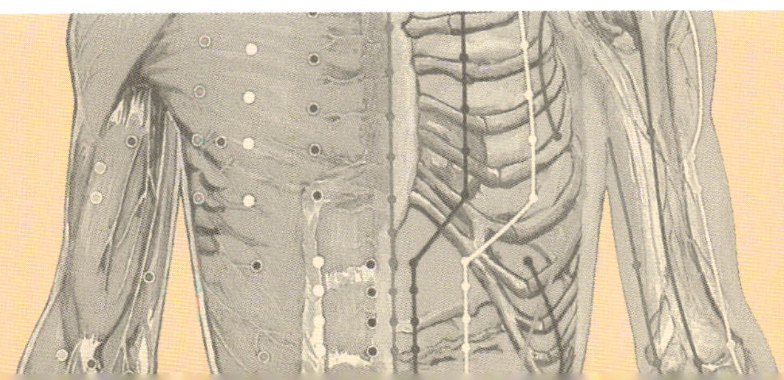

# 발목염좌

송OO 여 44세 / 전주시 완산구 효자동

## 원인 및 증상

이 분은 급한 용무가 있어 계단에서 뛰다가 발목을 삐끗하였다. 통증이 있고, 걷기가 불편하며 약간 부어 있었다.

## 진단

발목이 삐었을 때 내측(안쪽)에 이상이 있으면 상구에 나타나고, 외측(바깥쪽)에 이상이 있으면 구허에 나타나는데 외측에 이상이 있어 구허에서 통증이 심하게 나타났다.

## 치료법

구허를 자극하고 발목을 굽히고 펴는 운동요법을 시행하는데 처음에는 발목이 움직이지 않았으나 5회를 하고서는 발목이 원활하게 움직이고 통증이 사라지게 되었다.

## 치료경과 및 예후

급성으로 발생한 발목염좌는 구허를 자극하고 운동요법을 병행하는 방법으로 5회를 실행하여 바로 치료가 되었다.

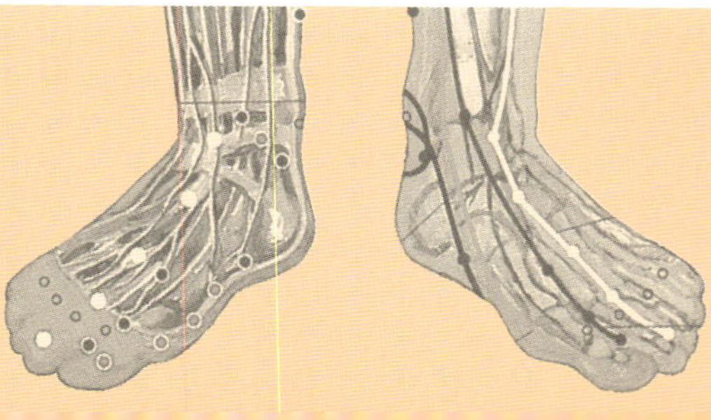

# 다리에 쥐가 날 때

최OO 여 43세 / 전주시 덕진구 송천동

## 원인 및 증상

이 분은 평소에 활동량이 많았으며 그로 인해 다리에 많은 무리가 가고 있었다. 그래서 쥐가 나는 현상이 반복적으로 나타나며 최근에는 통증도 심하였다.

## 진단

다리의 우측과 좌측의 비복근에 위치한 승산을 진단한 결과 우측이 심하고 좌측이 약한 것을 알 수가 있었다.

## 치료법

승산을 자극하고 수기요법으로 5분간 우측과 좌측을 차례로 풀어준 결과 밤에 잘 때 쥐가 나는 현상이 사라지게 되었다.

## 치료경과 및 예후

나이가 젊기 때문에 승산을 활용하는 수기요법 1번으로 다리에 쥐나는 것이 해결되었다. 다음에도 같은 상황이 발생하면 승산을 자극하도록 알려주었다.

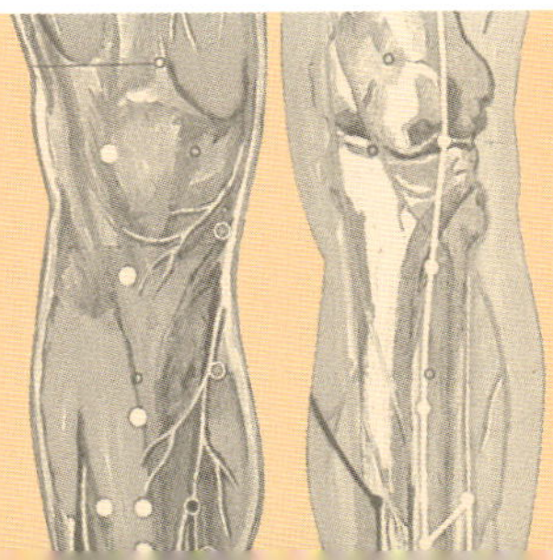

# 어깨뼈통증(견갑통증)

최OO 남 31세 / 서울시 서대문구 북가좌동

## 원인 및 증상

회사에 근무하는 이분은 컴퓨터 등 어깨를 많이 사용하면서 어깨통증이 발생하게 되었다. 이러한 증상은 3개월 전부터 어깨가 불편하였으며 최근에는 통증이 있었다.

## 진단

어깨의 아픈 곳을 진단하기 위하여 팔을 앞, 뒤, 옆으로 움직였으나 불편한 곳이 없었으며, 어깨뼈를 진단하니 우측에서 통증이 심하였다.

## 치료법

우측 어깨뼈에서 나타나는 통증이므로 천종과 운동요법을 병행하는 방법으로 팔을 굽히고 앞에서 뒤로, 뒤에서 앞으로 돌리는데 처음에는 통증이 심하고 팔을 돌리는 것이 불편하였지만 3회를 하고 통증이 많이 줄었으며, 5회가 끝나고는 통증이 사라지게 되었다.

## 치료경과 및 예후

어깨의 통증은 다양하지만 이 경우는 어깨뼈에 나타나는 통증으로 최근에 발병되고 대상자가 젊어 천종과 운동요법으로 어깨뼈통증을 해결할 수가 있었다.

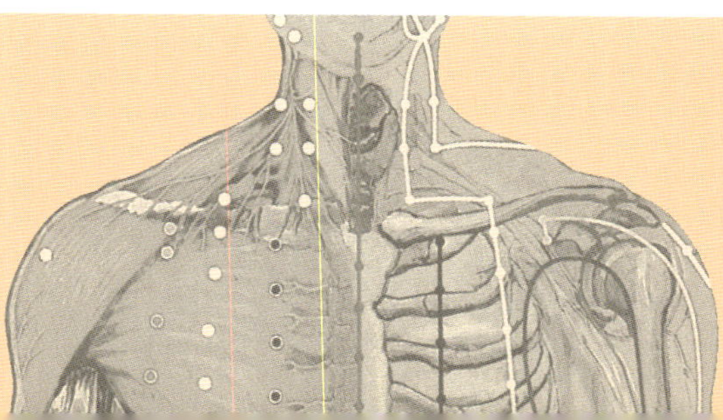

# 입술질환

정OO 남 66세 / 전주시 덕진구 송천동

## 원인 및 증상

이 분은 최근에 여러 가지 복잡한 일이 많아 속을 끓이고 있었다. 그런데 2일 전부터 입술 한쪽이 터지는 증상이 나타나고 있다.

## 진단

입술질환을 진단하기 위하여 비경의 극혈 지기를 자극한 결과 왼쪽은 통증을 많이 호소하고 오른쪽은 통증이 약하게 나타났다. 비장이 약한 사람은 신경을 많이 쓰게 되면 입술이 터지거나 수포가 생기는 증상이 나타난다.

## 치료법

지기를 자극하고 다리를 굽히고 펴는 운동요법을 시행하는데 처음에는 지기에 통증이 심하여 움직이는 것도 힘들었으나 5회가 끝나고 통증이 현저히 줄어들게 되었다.

## 치료경과 및 예후

지기를 자극하는 운동요법을 아침, 저녁 2번을 하고 다음날 입술을 확인하니 어제보다 터진 부위가 줄었다. 같은 방법으로 3일을 하고 나니 입술터진 부위가 깨끗하게 회복되었다.

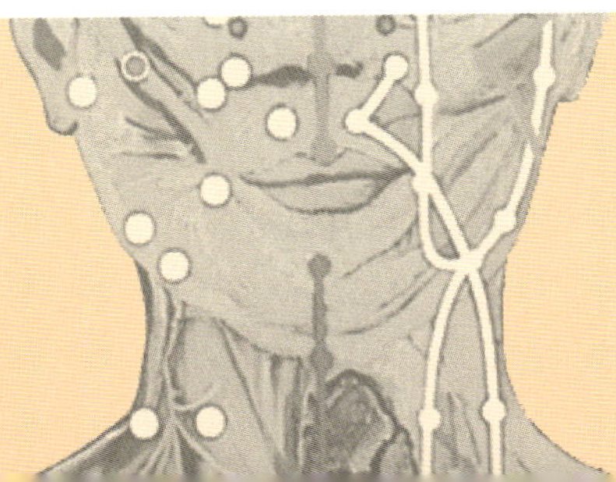

# 멀미

한OO 여 70세 / 전주시 완산구 평화동

## 원인 및 증상

이 분은 장거리 차를 타고 가는데 멀미가 나서 머리가 아프고 속이 울렁거려 토할 것 같다고 하였다.

## 진단

평상시에도 장거리 차를 타고 가면 멀미로 인하여 많은 어려움을 겪고 있었으며, 양쪽 예풍을 진단하니 통증이 심하였다.

## 치료법

양쪽에 예풍을 자극하고 수기요법으로 3분간 풀어주니 두통이 가라앉고 속이 울렁거리는 증상이 회복되었다.

## 치료경과 및 예후

연세가 있으신 이 분에게 멀미는 평상시에 발생하는 질환이 아니므로 멀미 현상이 나타나면 예풍을 수기요법으로 풀어주도록 알려드렸다.

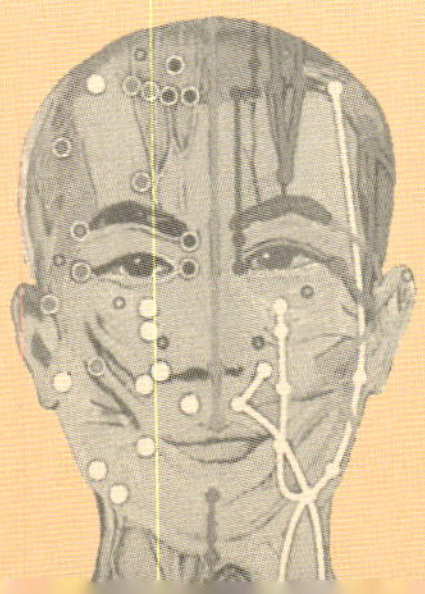

# 손목통증

김OO 여 60세 / 전주시 완산구 중노송동

## 원인 및 증상

미용실을 운영하는 이 분은 손목을 많이 사용하면서 손목통증이 발생하게 되었는데 처음에는 손목에 약한 통증이 있었으나, 계속 사용하므로 심해져 손목을 움직이는 것도 불편하게 되었다.

## 진단

손목통증을 확인하기 위하여 우측과 좌측 손목에 양지를 누르고 진단하니 많이 사용하는 우측에 통증이 심하고 좌측은 통증이 훨씬 덜한 것을 알게 되었다.

## 치료법

우측의 양지를 자극하고 손목을 굽히고 펴는 운동요법을 시행하는데 처음에는 통증이 있어 움직이는 것도 불편하였으나 5회를 하고서는 손목이 원활하게 움직이고 통증이 사라지게 되었다.

## 치료경과 및 예후

직업적으로 발생한 손목통증은 양지를 자극하고 운동요법을 병행하는 방법으로 5회를 실행하면 바로 치료가 된다. 그러나 지속적으로 쓰기 때문에 매일 운동요법을 하도록 알려드렸다.

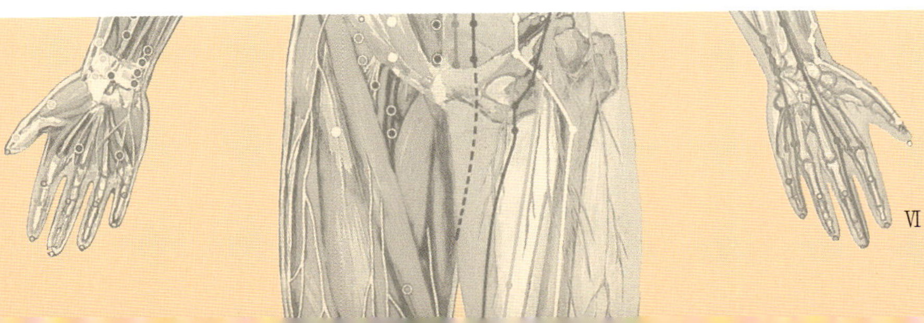

# 경혈 찾아보기